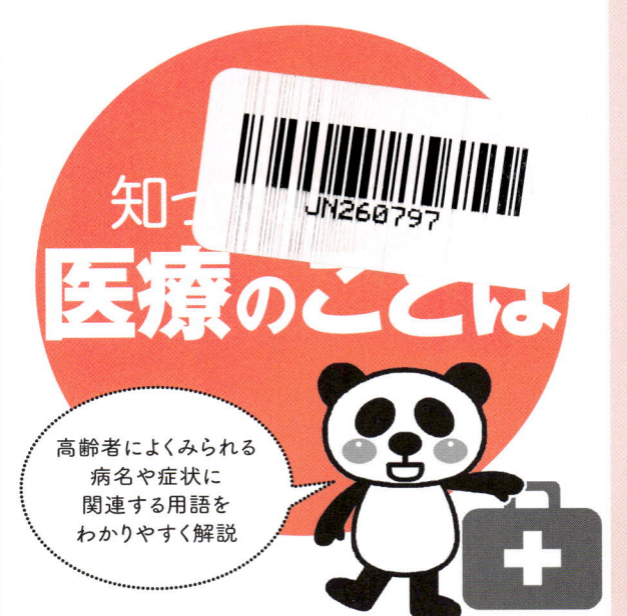

介護のしごとが楽しくなるこころシリーズ ⑪

知って医療のことば

高齢者によくみられる
病名や症状に
関連する用語を
わかりやすく解説

監修
佐野けさ美
スギメディカル株式会社
訪問看護・居宅支援運営部 部長
品質保証室 室長

日本医療企画

はじめに

　介護職員になったばかりの新人にとって、日々の業務は初めて経験することばかりです。
　どうすればいい？　どうして？　などの疑問があっても、先輩や上司に、何をどう聞けばよいのか迷うことも多いでしょう。
　そんなとき、新人介護職員の皆さんにさまざまなヒントを与えてくれるのが「介護のしごとが楽しくなるこころシリーズ」です。
　このシリーズでは、利用者が喜び元気になるサービスを介護職員が自信をもって提供できる《介護のこころ》とともに学ぶことができます。

　シリーズ11巻は、『知っておきたい 医療のことば』です。介護職員は、2012年から医療の一端を担う役割が追加されました。ますます

医療職との連携が必要になります。

　今後、介護職員は医療職が使う用語に接する機会がさらに増えるため、基本的な医療用語を理解しておきましょう。

　このことが、病気や障害を負って、地域で暮らす利用者の生活全般を支える、大きな力となります。

　地域包括ケアが2012年から始まりました。医療、介護、福祉のサービスが一体的に展開することで私達自身の地域環境も改善されます。希望をもって明るい未来を作りましょう。

緊急マーク

💥 医療職に至急相談

❗ 医療職になるべく早く相談

目　次

第1章　バイタルサインに関する用語

バイタルサイン 10
　体温に関連する用語 10
　呼吸に関連する用語 13
　脈拍に関連する用語 14
　血圧に関連する用語 17

第2章　生活機能に関する用語

日常生活動作 20
　日常生活動作に関連する用語 20
　体位に関連する用語 22
　ボディメカニクスに関連する用語 23
　リハビリテーションに関連する用語 25

運動 28
　骨・関節に関連する用語 29

食事...32
　栄養に関連する用語 32
　食物摂取に関連する用語 34
　その他の食事に関連する用語 38

清潔...42
　口腔ケアに関連する用語 42
　からだの清潔に関連する用語................................... 46

排泄...50
　尿に関連する用語 50
　便に関連する用語 51
　その他の排泄に関連する用語................................... 53

第3章　高齢者によくみられる病名、症状

頭部・頸の病気、症状................................58
　脳神経の病気、症状に関連する用語 58
　頸の病気、症状に関連する用語 66
　眼の病気、症状に関連する用語 66
　鼻・耳の病気、症状に関連する用語 68
　口・歯の病気、症状に関連する用語 69

目　次

胸部の病気、症状 72
肺の病気、症状に関連する用語 73
心臓・循環器の病気、症状に関連する用語 78

腹部の病気、症状 82
胃・腸の病気、症状に関連する用語 83
泌尿器の病気、症状に関連する用語 88

骨・皮膚の病気、症状 92
骨の病気、症状に関連する用語 93
皮膚の病気、症状に関連する用語 97

全身の病気、症状 100
血液の病気に関連する用語 100
感染症に関連する用語 100
代謝異常による病気に関連する用語 103
アレルギーの病気に関連する用語 110
その他の病気に関連する用語 112
全身の症状に関連する用語 114

索　引 119

◆本書の使い方◆

第1章　バイタルサインに関する用語
　日常的に使われているバイタルサインに関連した用語について解説します。

第2章　生活機能に関する用語
　介護職員同士あるいは他職種との間で、情報を正しく共有するために用語を正確に理解し、適切に使用することが必要です。

第3章　高齢者によくみられる病名・症状
　利用者の訴えを医療職に正しく伝え、記録にある利用者の状態を正しく把握し、医療職などと円滑なコミュニケーションを行うためには、医療用語を理解することが重要です。

第1章

バイタルサインに関する用語

バイタルサインは生命徴候ともいい、からだの状態を知るための情報です。正しく測定すれば、正確な数値を得ることができます。

バイタルサイン

●バイタルサイン

　生命徴候ともいう。体温、呼吸、脈拍、血圧の測定などを行うことで、からだの状態を知ることができる。

体温に関連する用語

●体温（たいおん）

　からだの温度のこと。からだに何か異常が生じたときに、上昇することがある。体温には、臓器などからだの中の温度と、環境に影響を受ける腋窩（えきか）などの温度があり、およそ1℃の差があるといわれている。

●平熱（へいねつ）

　体調不良や感染症などにかかっていない普段の状態のときの体温のこと。多少の個人差はあ

るが、成人の場合36.7〜37.0℃の間に保たれ、高齢者の場合はやや低下する。

●日内変動（ひないへんどう）

　正常でも1日のうちで体温は変化し、早朝の体温は低く、午後の日の高い時間帯は高くなる。このことを日内変動という。温度差が1℃におよぶこともある。

●発熱（はつねつ）

　何らかの原因で平熱を保つことができず、通常の体温より熱が高くなっている状態。温度によって、高熱、微熱と表現される。

高熱	38〜40℃ まれに40℃以上になることもある
微熱	37〜37.9℃

●体温の測定法（たいおんのそくていほう）

　直腸、口腔、腋窩、耳が測定部位になる。直腸では深部の体温を知ることができるが、測定しにくいため、通常は環境の影響を受けやすい腋窩で測定する場合が多い。腋窩での測定は、脇に対しななめ45°の角度で体温計を挿入し、上から腕を押さえるようにする。腋窩に直接体温計の先が接していることが重要である。汗をかいているときは拭きとる。耳での測定は、測定開始後ただちに測定結果が出るため、じっとしていることのできない乳幼児の測定に適している。

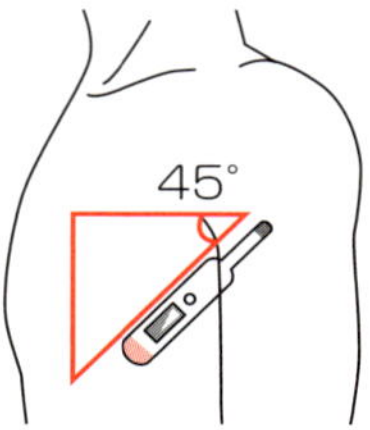

●体温計（たいおんけい）

　体温計にはデジタル体温計、水銀体温計などがある。また測定部位によって、直腸体温計、口腔体温計、腋窩体温計、耳式体温計がある。

第1章 バイタルサインに関する用語

呼吸に関連する用語

●呼吸(こきゅう)
外気から体内に酸素を取り入れ、体内の二酸化炭素を体外に放出することである。

●呼吸数(こきゅうすう)
- ●**呼吸数の正常値**:1分間で14〜20回。発熱時や興奮時、運動の後などには上昇する。
- ●**速呼吸・遅呼吸(そくこきゅう・ちこきゅう)**

速呼吸	1分間に25回以上の呼吸数
遅呼吸	1分間に12回以下の呼吸数

●呼吸音(こきゅうおん)
呼吸をしているときに聞かれる音。通常は聴診器を使用して聞く。

●呼吸数の測定法(こきゅうのそくていほう)
安静時臥床時に、胸または腹の上下の動きを

1分間見て測定する。呼吸は自分でコントロールできるため、本人に数えていることを気づかれないように計測する必要がある。

●呼吸数が測定できないとき

胸の動きが確認できず、呼吸数がわからないときは、鼻の前にティッシュペーパーを当てて動きを確認したり、鏡を当てて曇ることを確認する。

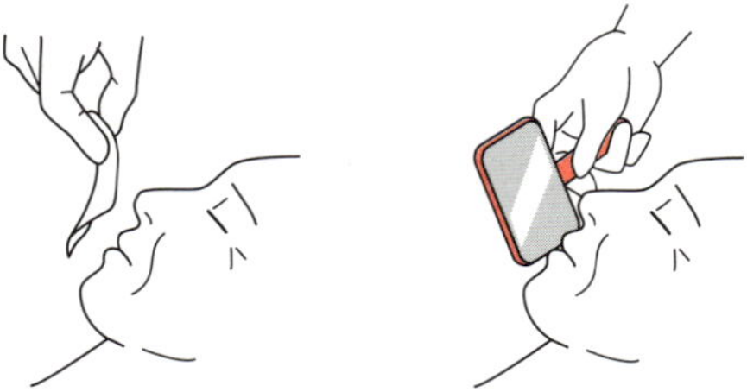

脈拍に関連する用語

●循環（じゅんかん）

血液やリンパ液の体内での流れのこと。心臓の拍動や血管、リンパ管の弁によって行われる。

第1章 バイタルサインに関する用語

●脈拍(みゃくはく)

　心臓から血液が押し出される圧力によって生じるものであり、心臓の拍動の状態を知ることができる。

●脈拍数(みゃくはくすう)

- **正常脈拍数**：1分間65〜85回である。運動時や発熱時には数が増す。高齢者の場合、1分間50〜60回のこともある。
- **頻脈・徐脈(ひんみゃく・じょみゃく)** ❗

頻脈	正常より多く、1分間に100回以上の脈拍
徐脈	正常より少なく、1分間に60回以下の脈拍

●脈拍の測定法(みゃくはくのそくていほう)

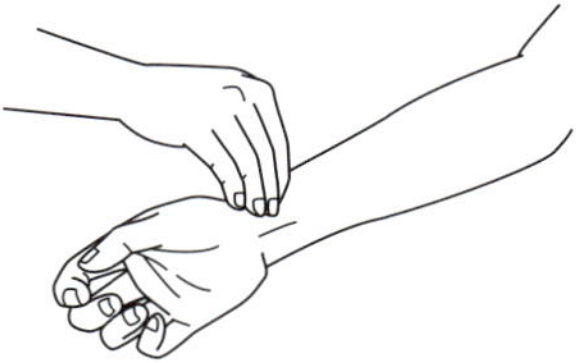

　脈拍測定は、親指のつけ根側の手首に、人差し指、中指、薬指の3本の指を軽く当てて1分間測定

する。運動や入浴、食事の後などは脈拍が速くなるため、30分程度の時間を空けてから測定するとよい。

● **脈拍数が測定できないとき**

手首(橈骨動脈)での測定ができない場合は、頸動脈または鼠径部の動脈、膝窩動脈、足背動脈などで測定する。

[脈拍が測定できる血管]

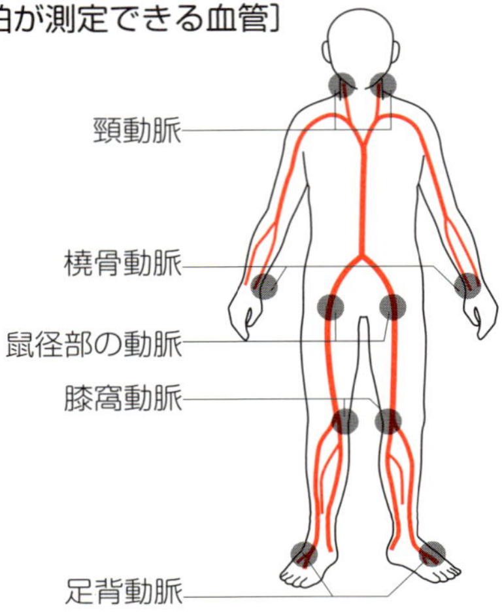

- 頸動脈
- 橈骨動脈
- 鼠径部の動脈
- 膝窩動脈
- 足背動脈

血圧に関連する用語

●血圧(けつあつ)

心臓から押し出される血液によって、血管の壁に加えられる圧力のこと。心臓から送り出される血液の量が多かったり血管の壁が硬いと、血管壁の抵抗によって血圧は上昇する。

●血圧値(けつあつち)

分類	収縮期血圧		拡張期血圧
至適血圧	<120	かつ	<80
正常血圧	<130	かつ	<85
正常高値血圧	130〜139	または	85〜89
Ⅰ度(軽症)高血圧	140〜159	または	90〜99
Ⅱ度(中等症)高血圧	160〜179	または	100〜109
Ⅲ度(重症)高血圧	≧180	または	≧110
収縮期高血圧	≧140	かつ	<90

日本高血圧学会より

●収縮期血圧(しゅうしゅくきけつあつ)

心臓の収縮時の血圧。最高血圧。

●拡張期血圧(かくちょうきけつあつ)

心臓の収縮が完了した時の血圧。最低血圧。

●血圧の測定法(けつあつのそくていほう)

血圧は朝低く夕方に高くなるのが一般的なため、毎日の測定時間を決めて測定する。運動、入浴、食事などの後は、30分ほどしてから測定する。肘の1指分上にマンシェットを巻き、心臓と同じ高さにして測定する。

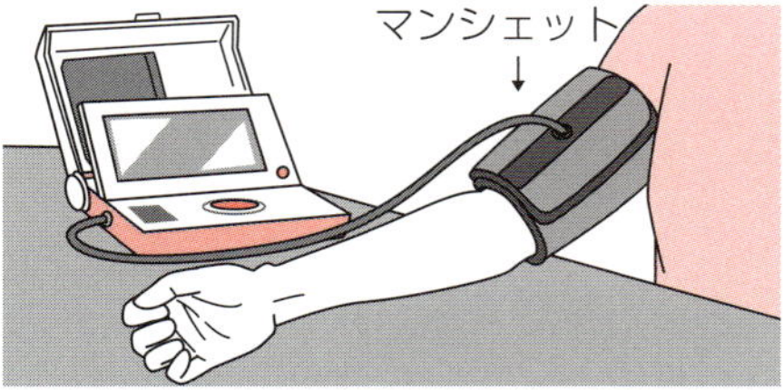

マンシェット

●血圧計(けつあつけい)

血圧計には水銀血圧計とデジタル血圧計があり、測定部位によって、手首で測定するものや上腕(じょうわん)で測定するものなどがある。

第2章

生活機能に関する用語

利用者のよりよい生活のためには、情報の共有が大切です。
医療職(医師、看護職)に正確に情報を伝えるために、医療のことばを正しく理解して使いましょう。

日常生活動作

日常生活動作に関連する用語

●ADL(activities of daily living)

ADLは「日常生活動作」のこと。普段の生活での動作や行動のことで、食事、排泄、移動、更衣、清潔、入浴、整容など。

●IADL(instrumental activity of daily living)

IADLは「手段的日常生活動作」のことで、ADLより複雑な動作。買い物、洗濯、掃除や金銭管理、電話をかける、乗り物に乗るなど。

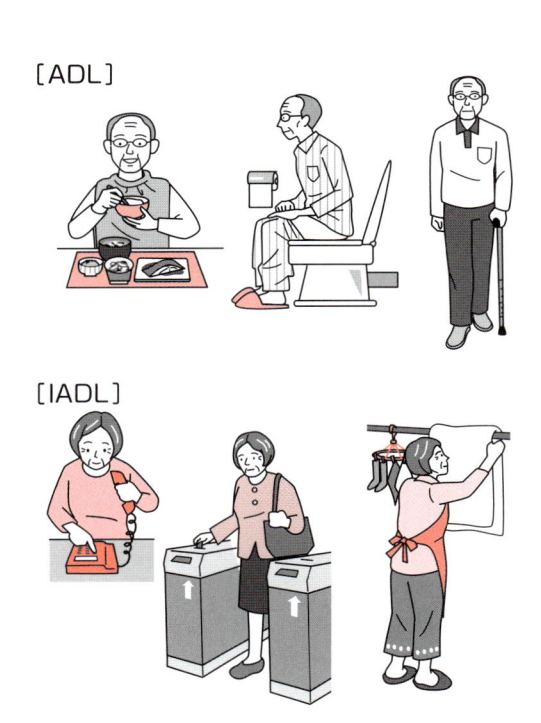

第2章　生活機能に関する用語

[ADL]

[IADL]

体位に関連する用語

●体位（たいい）

姿勢のこと。以下のような種類があり、介護現場でよく使われる用語。

［体位の種類］

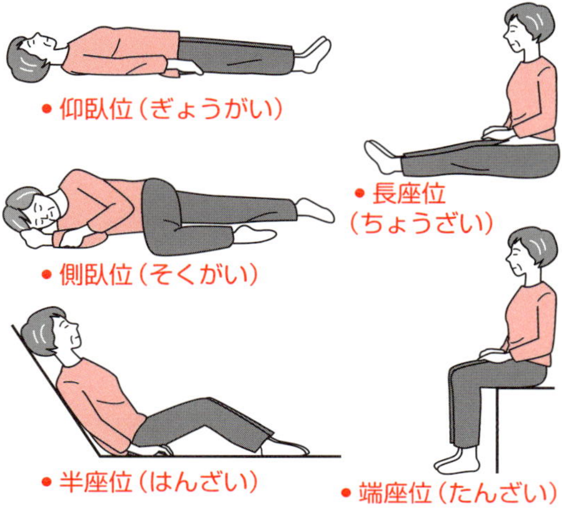

- 仰臥位（ぎょうがい）
- 側臥位（そくがい）
- 長座位（ちょうざい）
- 半座位（はんざい）
- 端座位（たんざい）

●良肢位（りょうしい）

関節、筋肉への負担が最小限で、筋肉の萎縮（しゅく）や関節の拘縮（こうしゅく）の可能性が低い体位のこと。寝たきりなどの場合に良肢位の体位にしておくことで、たとえ拘縮した場合でも、その後の障害が少なくてすむ。

ボディメカニクスに関連する用語

●ボディメカニクス

動作時における骨・関節・筋肉などの動きの相互関係または力の関係性を活用した技術のこと。介護職員は、ボディメカニクスを理解し実施することで負担を軽減し、最大限の力を発揮できる。

●支持基底面（しじきていめん）

身体の床に接している部分を結んだ範囲のこと。両足を前後左右に適切に開くことで支持基底面が広がり、安定する。また、足底面だけで

なく、座位などの場合は、その接着面のことをいう。

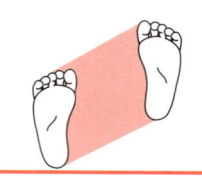

● **重心（じゅうしん）**

重心とはその物体の重さの中心のこと。立っているときはへその下にある。この重心がなるべく低い位置にあることで安定するため、体位変換などを行う場合、重心をなるべく低くすることで合理的な支援が可能となる。

● **てこの原理（てこのげんり）**

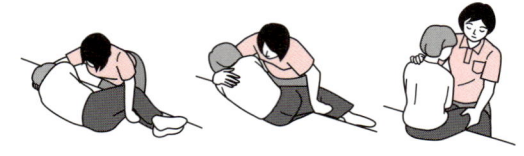

小さな力で大きな力を生む方法。肘や膝を支点として使うことで、大きな力が生み出せる。

側臥位から端座位への体位変換でもてこの原理を使います。

●大きな筋肉(おおきなきんにく)

物を動かすときなどは、腕など小さな筋肉で動かすのではなく、殿部や大腿部、背部などの大きな筋肉を使って動かすことでより大きな力が出せる。

リハビリテーションに関連する用語

●リハビリテーション

WHO(世界保健機関)では「全人的復権」をいうが、一般的に狭義では「機能回復のための手技」をいう。リハビリテーションにかかわる職種としては、医師、理学療法士(PT)、作業療法士(OT)、言語聴覚士(ST)、看護師がおり、利用者の自立に向けた支援を行う。

●理学療法(りがくりょうほう)

歩行障害のある人への歩行訓練や、拘縮(p96)がある場合の関節可動域(p31)拡大のための訓練などが行われる。理学療法士

(PT)によって、医師の指示のもと行われる。

●作業療法（さぎょうりょうほう）

麻痺によって、日常生活に障害が出たり、社会生活が送りにくくなったときに、手工芸などを通して行われる。作業療法士(OT)によって、医師の指示のもと行われる。

●言語療法（げんごりょうほう）

言語障害のある人に、その障害に適した方法で言語訓練が行われる。言語聴覚士(ST)によって、医師の指示のもと行われる。

●中枢神経（ちゅうすうしんけい）

神経細胞がかたまりとなって集まっている部分で、脳と脊髄のこと。自律システムと考えられ、脳の障害では片麻痺や言語障害、高次脳機能障害などが生じる。脊髄損傷では下半身麻痺などの障害が生じる。

第2章 生活機能に関する用語

●末梢神経（まっしょうしんけい）

　身体の表面や器官に分布する神経線維のこと。末梢神経のうち、特に運動神経、知覚神経が障害された場合は、痛みなども感じにくくなり、熱いやかんに触れても気づかず火傷をしたり、ぶつけても悪化まで気づかないことがある。

［中枢神経と末梢神経］

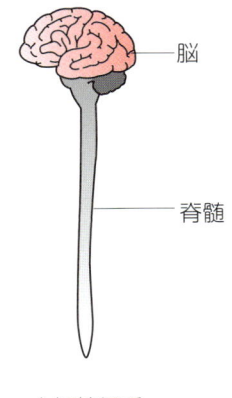

脳

脊髄

中枢神経系　　　　　　　　末梢神経系

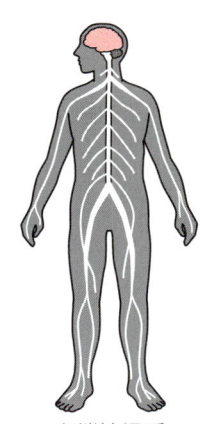

運動

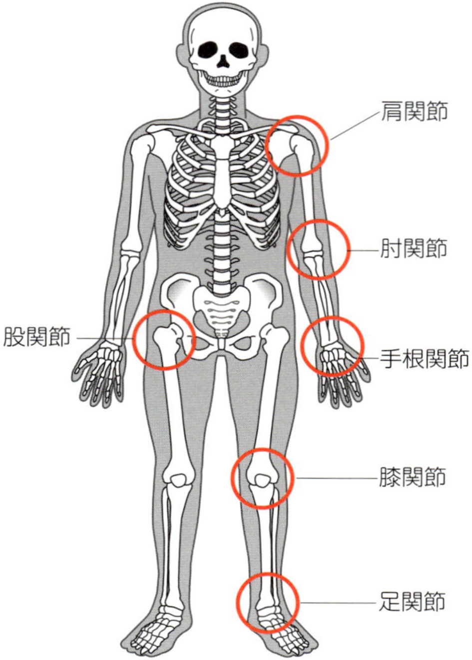

- 肩関節
- 肘関節
- 手根関節
- 股関節
- 膝関節
- 足関節

第2章 生活機能に関する用語

骨・関節に関連する用語

●関節（かんせつ）

骨と骨の間にあり、双方の骨をつないで骨の独自の動きを可能にする。

●肩関節（かたかんせつ）

上腕骨と肩甲骨（けんこうこつ）とをつなぐ関節。腕の動きを可能にしている。

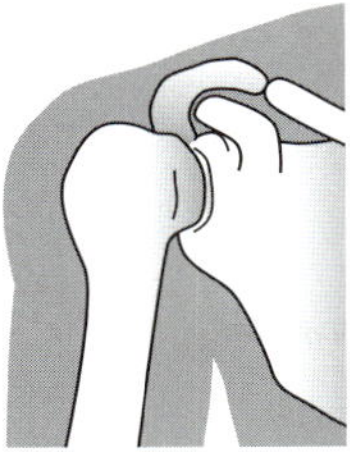

●肘関節（ちゅうかんせつ）

上腕骨と橈骨（とうこつ）、尺骨（しゃっこつ）とをつなぐ関節。肘の閉じ開きだけでなく、前腕のひねりも可能にしている。

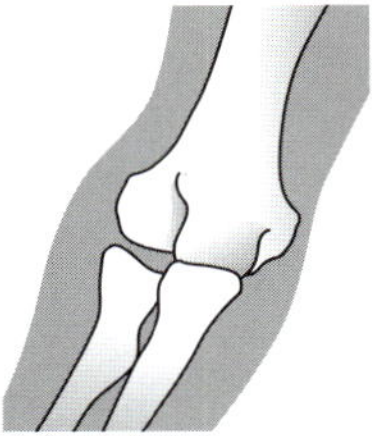

●**手根関節（しゅこんかんせつ）**

　橈骨、尺骨と手根骨をつなぐ関節。手首の複雑な動きを可能にしている。

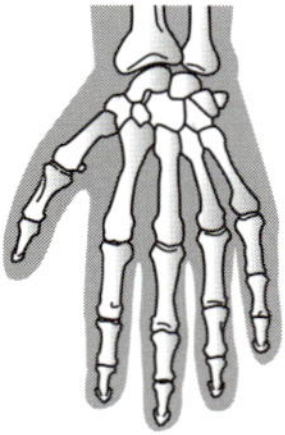

●**股関節（こかんせつ）**

　骨盤（こつばん）と大腿骨とをつなぐ関節。歩行を可能にしている関節。

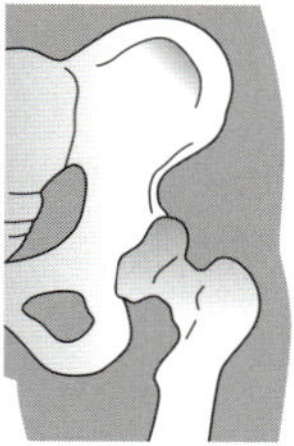

●**膝関節（しつかんせつ）**

　膝のこと。足の複雑な動きを可能にしている。

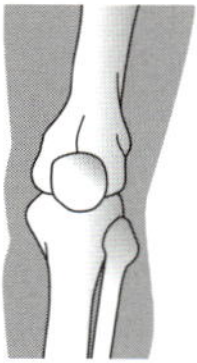

●足関節（そくかんせつ）

足首の関節のこと。足首が動くことで、スムーズな歩行ができる。

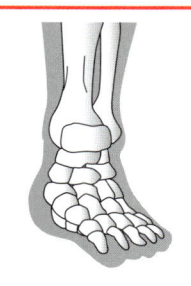

●関節可動域（かんせつかどういき）

関節が動く範囲のこと。可動域が広ければからだの柔軟性が保たれる。拘縮（p96）などで関節可動域が狭くなると、日常生活が不自由になる。

食事

栄養に関連する用語

●三大栄養素（さんだいえいようそ）

人体に特に必要な炭水化物、脂質、たんぱく質を三大栄養素という。三大栄養素はエネルギーを生み出す栄養素で、人が活動を続けるためには絶対に必要な栄養素であるが、摂り過ぎるとさまざまな合併症を引き起こす。

●コレステロール

体内で、細胞膜やステロイドホルモンなどを構成する重要な成分である。HDL（善玉コレステロール）とLDL（悪玉コレステロール）がある。LDLコレステロールは動脈硬化の原因物質で、卵や魚卵、レバーなどに多く含まれ、HDLは魚、野菜、大豆などに含まれる。HDLには余っ

たコレステロールを肝臓まで運ぶ役割がある。LDLコレステロールを下げるためには、魚や野菜を多く摂取し、バランスのとれた食事と運動を心がける必要がある。

●中性脂肪（ちゅうせいしぼう）

トリグリセリドともいう。ほとんどの動物の脂肪であり、血中に多く存在する。中性脂肪を減らして血液をサラサラにするといわれる脂肪酸のうち、EPA（エイコサペンタエン酸）、DHA（ドコサヘキサエン酸）は魚に含まれる脂肪。血中の多量の中性脂肪は、メタボリックシンドロームの大きな要因になる。

●エネルギー（源）

kcal、Cal（カロリー）などの単位で表される。人間は食物を摂取し、体内で分解されることでエネルギーを作り出し、活動を可能にしている。主に体内でエネルギーを作り出すエネルギー源

は、三大栄養素である。

食物摂取に関連する用語

●空腹・満腹(くうふく・まんぷく)

　空腹と満腹は、脳の視床下部にある摂食中枢と満腹中枢によってコントロールされている。食欲を起こす摂食中枢を刺激する要因として血糖値の低下や胃壁の収縮があり、満腹中枢を刺激するのは血糖値の上昇や胃壁の拡張である。

●唾液(だえき)

　唾液腺から分泌される液体。ほとんどが水分でできているが、少量の消化酵素を含んだ消化液の一つ。1日に1～1.5Lほど分泌される。唾液は食物を飲み込みやすくするほか、口腔の細菌の繁殖を防ぐ働きがある。加齢によって分泌量が少なくなることがある。

第2章 生活機能に関する用語

●唾液腺（だえきせん）

唾液腺は唾液を出す器官で、**舌下腺（ぜっか）**、**耳下腺（じか）**、**顎下腺（がくか）**がある。

［唾液腺］

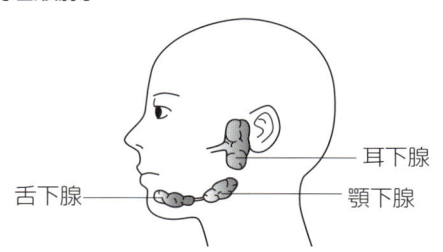

- 耳下腺
- 舌下腺
- 顎下腺

●唾液腺マッサージ

この腺をマッサージすることで唾液の分泌を促進できる。

[唾液腺マッサージ]

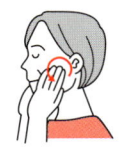

● 耳下腺へのマッサージ
親指以外の4本の指をそろえて頬に当て、上の奥歯のあたりを後ろから前に向かって回す。

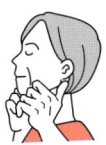

● 顎下腺へのマッサージ
親指をあごの骨の内側の柔らかい部分当て、耳の下からあごの下にかけて、5か所ほど押す。

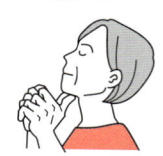

● 舌下腺へのマッサージ
両手の親指をそろえてあごの下に置き、舌をゆっくり押し上げるように押す。

● 咀嚼（そしゃく）

　食物を噛み砕くこと。咀嚼を行うことで食物が唾液と混ざり、飲み込みやすくなる。また、咀嚼を行うことが脳血流の増加をもたらす。

●口渇（こうかつ）

のどの渇きのこと。

●嚥下（えんげ）

　飲み込みのこと。食物は口に入れられた後、歯と舌で細かく砕かれ（咀嚼）、唾液と混ぜられ食塊という粘り気のある塊になる。この食塊が咽頭に行くと喉頭蓋が動いて気管の蓋をする嚥下反射が起こり、食道を経由して胃に運ばれる。この一連の流れが正常にできなくなった状態を嚥下困難という。食物などが気管に入ってしまうことを誤嚥という。

［咽頭、喉頭］

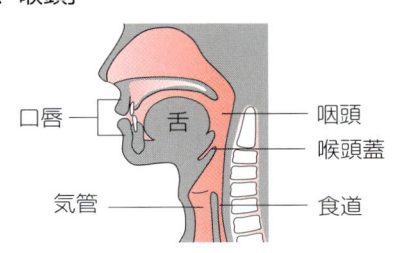

- 口唇
- 舌
- 咽頭
- 喉頭蓋
- 気管
- 食道

その他の食事に関連する用語

●消化・吸収（しょうか・きゅうしゅう）

消化は、食物が消化管を通過する際に消化酵素と混ざりあうこと。吸収は、生体維持のため、栄養を腸で吸収すること。

●嚥下訓練食品・嚥下調整食（えんげくんれんしょくひん・えんげちょうせいしょく）

嚥下障害があり誤嚥を起こしやすい場合、医師が病態や嚥下機能評価にもとづき適切な嚥下調整食を選んでいる。日本摂食・嚥下リハビリテーション学会が作成した「嚥下調整食分類2013（食事）」があり、嚥下調節食を5段階に分け、形態、目的・特色、必要な咀嚼力などを示している。

●とろみ剤（とろみざい）

嚥下障害があり、汁物や焼き魚など水分が多

過ぎたり少ないものを食べると誤嚥してしまうときに、食品に混ぜることで飲み込みやすくさせるもの。食物の柔らかさは、以下の4段階に区分される。利用者の状態を把握し、調理法やとろみ剤の使用を検討する。

　区分1　容易に噛める
　区分2　歯ぐきでつぶせる
　区分3　舌でつぶせる
　区分4　つぶす必要がない

●経口補水液（けいこうほすいえき）

　補水液とは食塩とブドウ糖が混合された水様のもの。小腸で水分が吸収されるため、下痢（げり）や嘔吐（おうと）、発熱などで脱水になったときに用いられる。脱水時には水よりも有効で、ゆっくりと少しずつ飲むようにする。

●経管栄養（けいかんえいよう）

口から食物の摂取ができないときに行われる方法。

- ●**経鼻経管栄養**：鼻から胃に管を通して栄養剤を注入する
- ●**胃ろう**：胃壁に穴を開け、外から栄養剤を注入する
- ●**腸ろう**：腸壁に穴を開け、外から栄養剤を注入する方法

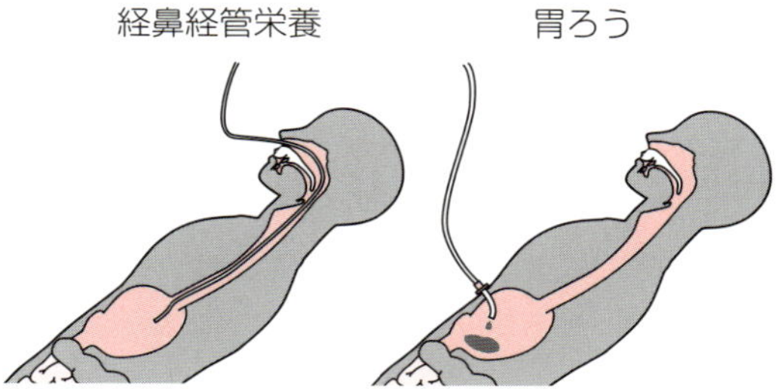

経鼻経管栄養　　　　胃ろう

●中心静脈栄養(ちゅうしんじょうみゃくえいよう)

消化器の障害で、消化吸収ができなくなった場合などに行われる。心臓の近くの中心静脈まで管を通し、静脈に直接点滴の手法で栄養薬を注入する方法。

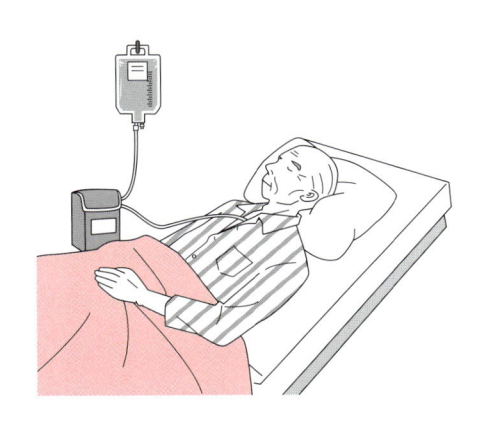

清潔

口腔ケアに関連する用語

●口腔（こうくう）

口の中のこと。

[口腔の解剖]

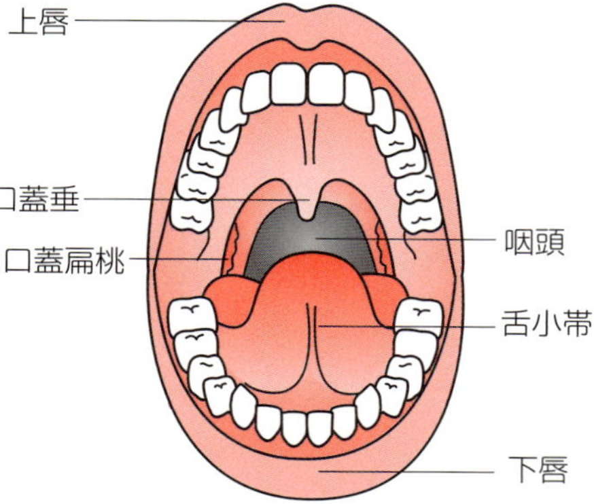

- 上唇
- 口蓋垂
- 口蓋扁桃
- 咽頭
- 舌小帯
- 下唇

第2章　生活機能に関する用語

●口腔ケア（こうくうけあ）

　うがい、歯ブラシや義歯（p46）の手入れ、舌の手入れ、唾液腺（だえきせん）マッサージ（p35）、舌苔（ぜったい）（p45）の除去などを行うこと。口腔ケアを行うことにより齲歯（うし）（p70）や歯周病（p70）、口内炎（p69）などの疾病予防や障害の改善、唾液の分泌（ぶんぴつ）が増える。このことから食欲が増進し、栄養摂取ができ、口臭（p45）がなくなり発語もスムーズになり、生きがいや爽快感を得ることができる。

●食物残渣（しょくもつざんさ）

　口腔内に残っている食べ物のかすのこと。高齢者の咀嚼（そしゃく）（p36）力の低下や嚥下（p37）機能の低下によって起こる。残渣物に口腔内細菌が繁殖し口臭だけでなく、歯周病などの感染症の問題を引き起こす。

●口腔体操（こうくうたいそう）

　口唇や舌、顎関節（こうしん・がく）を積極的に動かすことで、咀嚼機能が改善し、嚥下や会話する機能が保たれる。具体的には「パ、タ、カ、ラ」と舌を動かし一音ずつ発音するものや、舌を出し、上下左右に繰り返し動かす運動などがある。

●口腔内乾燥（こうくうないかんそう）

　唾液が少なく、口腔内の水分量が不足した状態。食物を咀嚼できないだけでなく、口腔内の衛生状態も悪化する。水分をとること、会話をするなどの口腔周囲の筋肉運動をすること、口腔ケア（p43）をすることで防ぐことができる。

●歯垢（しこう）

　プラークともいう。口の中に残った食べ物のかすに細菌が繁殖してできる。べたつきのある黄白色のもの。歯みがきによって取り除くことができる。

●歯石（しせき）

歯垢が硬くなり、歯に貼りついたものを歯石という。歯周病（p70）の原因になるが、歯石は、歯ブラシでは取り除くことはできないため、歯科医で取り除く必要がある。

●舌苔（ぜったい）

舌の上にできる細菌やカビなどが繁殖したもので、口臭の原因にもなる。味覚が変わり、食欲不振の原因になることもあるため、舌ブラシなどを使用して除去するようにする。

●口臭（こうしゅう）

口から呼気を吐き出すときの悪臭。口腔内の不衛生、舌苔や歯垢、歯周病などがある場合に発生する。また、食習慣や生理的な原因によるもの、全身の病気が原因となる口臭もある。口臭の予防には、口腔内の衛生の保持が必要である。

●義歯（ぎし）

　入れ歯のこと。義歯には総入れ歯と部分入れ歯がある。食後の清掃は、毎食後義歯を外して歯ブラシで行う。義歯は落とすと破損するため、洗面器に水を張った上で行うなどの工夫が必要。睡眠中は義歯を外し、水につけて保存する。

からだの清潔に関連する用語

●皮膚（ひふ）

　皮膚は、図のような構造をしている。全身を包むことで、感染や外的な環境から身体を守る皮膚保護作用のほか、汗をかいたり毛を立たせることで、体温調節もしている。

●発汗（はっかん）

　汗をかくこと。体温の調節のためだけでなく、緊張時や興奮時、味覚の反射によっても発汗する。

[皮膚の解剖図]

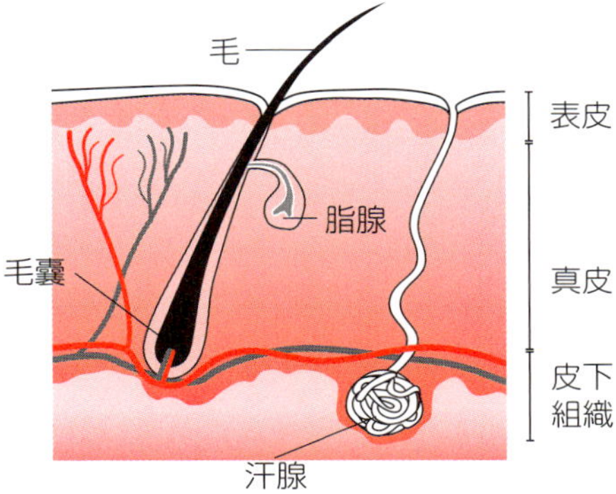

毛 — 表皮
脂腺
毛嚢 — 真皮
— 皮下組織
汗腺

● **手洗い方法（てあらいほうほう）**

　手洗い方法は、一般的には石けんを使用し流水で流す方法と速乾性擦式手指消毒法（p48）がある。感染症の予防や食中毒の予防などを目的に行われ、介護の場面では利用者の安全のために行うことが重要であり、また介護職員自身のからだを守るために行う。手洗いは、一つの行為を行う前と後に行う。

●速乾性擦式手指消毒法

①擦式手指消毒液を手のひらにとる

②指先に擦式手指消毒液を擦り込み、手のひらになじませる

③手のひらに擦り込む

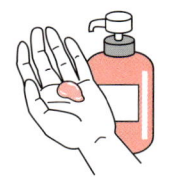

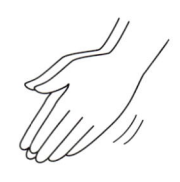

④手の甲に擦り込む

⑤指の間に擦り込む

⑥親指に擦り込む

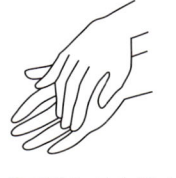

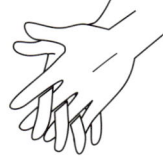

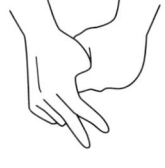

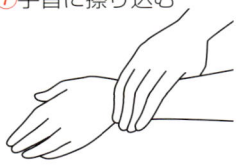

⑦手首に擦り込む

消毒液が乾燥してべたつきを感じなくなるまで擦り込みを続ける

第2章 生活機能に関する用語

●石けんを使用し、流水で流す手洗い

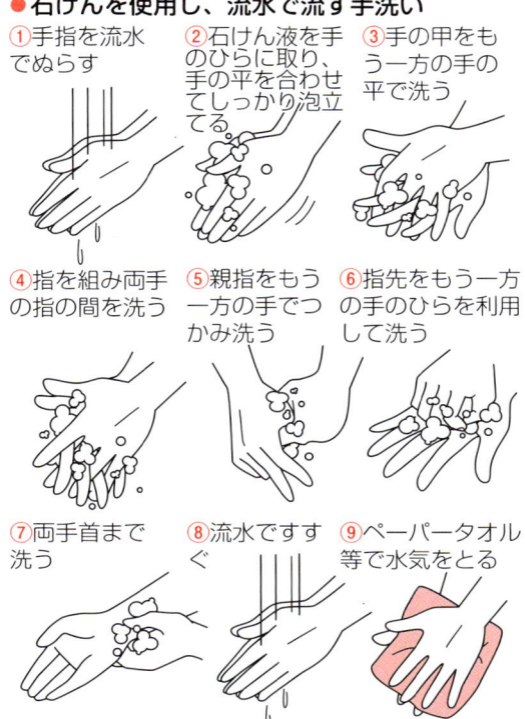

① 手指を流水でぬらす

② 石けん液を手のひらに取り、手の平を合わせてしっかり泡立てる

③ 手の甲をもう一方の手の平で洗う

④ 指を組み両手の指の間を洗う

⑤ 親指をもう一方の手でつかみ洗う

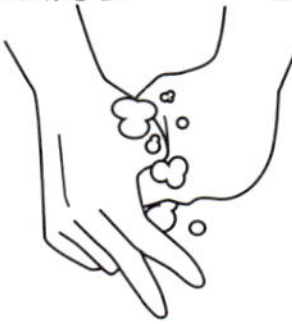

⑥ 指先をもう一方の手のひらを利用して洗う

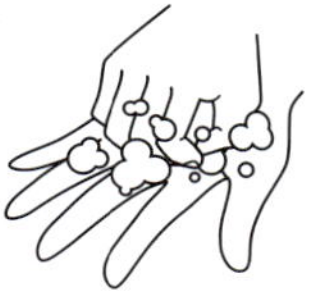

⑦ 両手首まで洗う

⑧ 流水ですすぐ

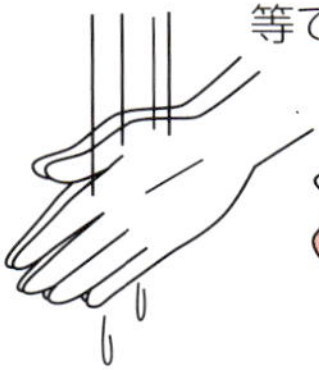

⑨ ペーパータオル等で水気をとる

排泄

尿に関連する用語

●排尿（はいにょう）

腎臓でつくられた尿が尿道から体外に出ること。尿は左右の腎臓で作られ、尿管を通って膀胱にたまる。ある程度の尿がたまると、尿意が現れる。1日の尿量は通常、成人で1,500mL、高齢者では1,200mL程度。排尿回数は1日5～8回である。尿の量や排尿回数、排尿時の痛みの有無などを観察することで、病気を早期に発見することができる。

●尿（にょう）

余分な塩類のほか、尿素や尿酸などを不要な水分に溶かして体外に出すために腎臓で作られる。尿の状態は変化するため、尿の観察により

病気などが発見できる。

●濃縮尿（のうしゅくにょう）

　発熱時や発汗時など、脱水状態のときに排泄<small>はいせつ</small>される尿。濃い色をしており、臭いも強くなる。脱水症に移行する可能性が高いため、濃縮尿の排泄が観察されたときは、医療者に報告する。

便に関連する用語

●排便（はいべん）

　口腔から入った食物が消化吸収され、大腸に送られ、残ったものが肛門を通り便として排泄される。規則正しい排便は健康のバロメーターとなるが、1日1回の排便が正常とは限らず、朝・夕の2回や2日おきの排便でも、快適で規則的に排便できていれば、正常である。

●便（べん）

　口から摂取した食物が消化管を通り、消化さ

れない食物繊維をはじめ、老廃物が便として排泄される。便の性状で消化管の異常をある程度把握することができる。

● **消化時間と便の種類**

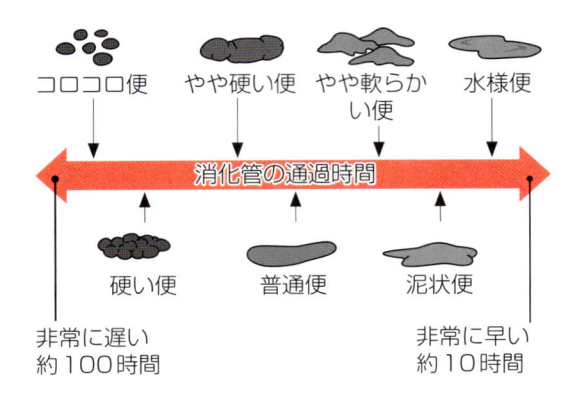

コロコロ便　やや硬い便　やや軟らかい便　水様便

← 消化管の通過時間 →

硬い便　普通便　泥状便

非常に遅い
約100時間

非常に早い
約10時間

●蠕動運動（ぜんどううんどう）

　消化器に入ったものを運ぶために、消化管は独自の動きをしている。この動きを蠕動運動という。蠕動運動が弱くなると便秘になり、何らかの影響で運動が強くなると、下痢（げり）になる。

その他の排泄に関連する用語

●ポータブルトイレ

　トイレまで移動して排泄することが困難な場合に、寝室などにおいて使用するトイレ。

●尿器（にょうき）

　ベッド上や寝室で排尿するための用具。

●差し込み便器（さしこみべんき）

　ベッド上や寝室で排便するための用具。

●導尿（どうにょう）

　自力で排尿できない場合、陰部が尿で汚れる

ことを防ぐ場合などに行われる。必要時に尿道カテーテルを挿入する間欠導尿と、膀胱留置カテーテルを入れたままの持続導尿がある。

　①尿道カテーテル：尿道口から膀胱まで挿入して、尿を出すチューブ
　②膀胱留置カテーテル：持続導尿のときに使われるバルーンのついたチューブ。蓄尿バッグと接続する
　③蓄尿バッグ：持続導尿の尿をためる袋

［持続導尿］

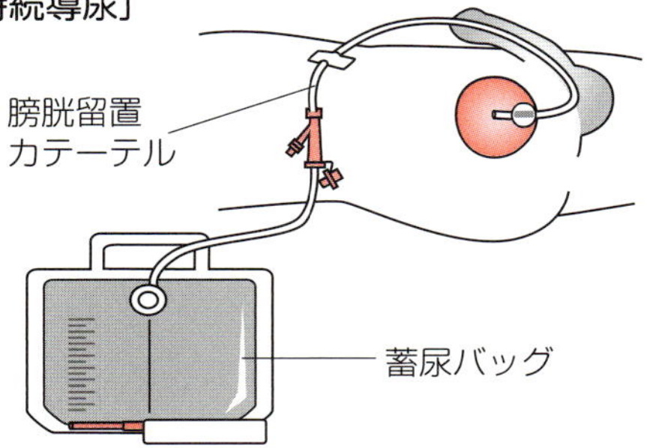

膀胱留置カテーテル

蓄尿バッグ

●膀胱ろう（ぼうこうろう）

　膀胱ろうは、膀胱留置カテーテルのように尿道から排泄するものではなく、腹部の外側から皮膚を通して穴を開け、管を差し込んだ状態のもの。

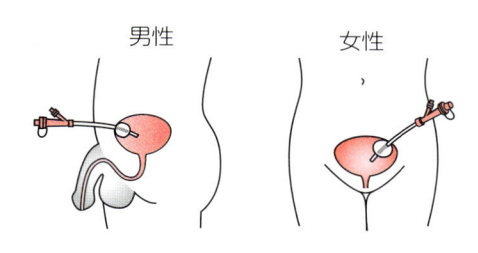

男性　　　　女性

●ストーマ

　直腸の手術などで正常な排便ができなくなった場合、手術によって作られる人工肛門。腹部に便の排出口（ストーマ）をつくりそこに便をためるストーマ装具を装着する。

ストーマ 面板 パウチ

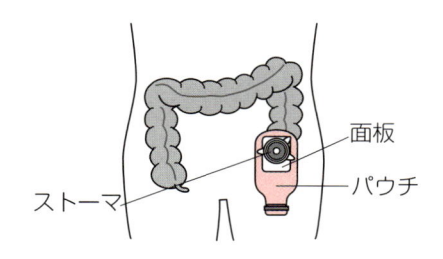

●ストーマ装具(すとーまそうぐ)(パウチ＋面板)

　ストーマの部位に貼り、便をためる袋。パウチには面板と袋があり、面板にストーマの大きさに合わせた穴を開けて皮膚にしっかり装着し、その上から袋を装着する。面板を貼りつける際は、便が漏れることのないようにしっかりと貼る。ストーマ装具の交換頻度は、便の性状や量によって変わる。

第3章

高齢者によくみられる病名、症状

医療職との連携では、頻回に訪問し、日頃から利用者をよく知る介護職からの報告によって、予防的対応や、悪化の防止のために早めの医療介入が実現します。

利用者の訴えや状態を医療職に正しく伝え、円滑なコミュニケーションを行うために、基本的な医療のことばをしっかり理解しておきましょう。

頭部・頸の病気、症状

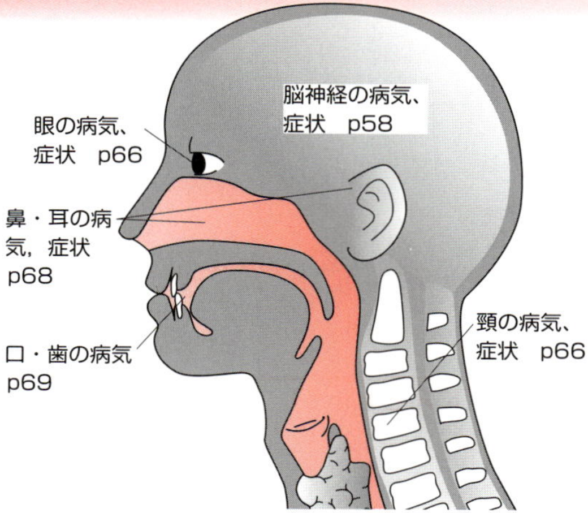

- 脳神経の病気、症状　p58
- 眼の病気、症状　p66
- 鼻・耳の病気、症状　p68
- 口・歯の病気　p69
- 頸の病気、症状　p66

脳神経の病気、症状に関連する用語

【病気】

●脳卒中（のうそっちゅう）

　脳卒中は、脳の血管に異常をきたした病気の総称。代表的なものに脳出血、脳梗塞（こうそく）、くも膜

下出血がある。
- **脳出血**：主に高血圧や動脈硬化によって、脳の血管が破れ、出血する病気
- **脳梗塞**：動脈硬化などで脳の血管が硬くなり細くなることで、血の塊（かたまり）が脳の血管に詰まって起こる病気
- **くも膜下出血**：脳の血管にできた動脈瘤の破裂が主な原因の病気で、破裂時に脳の外側のくも膜に出血する病気

●認知症（にんちしょう）

認知症は、その原因によってアルツハイマー型、脳血管性、レビー小体型などがある。物忘れ、怒りっぽくなるなどの人格の変化、今までできていた調理や機械の操作などができなくなることで発見されることが多い。
- **中核症状** ❗ ：脳の細胞が壊れることによって直接起こる症状で、記憶障害、見当識（けんとうしき）（年月や時刻、自分の居場所などを把握すること）

障害、失語、失認、失行、実行機能障害などがある
- **周辺症状** ❗：身体的不調や心理的苦痛などの認知症の人の内部環境に、外部環境の影響が加わり、うつ状態や妄想のような精神症状、日常生活への適応を困難にする行動症状が起こること。行動・心理症状（BSPD）ともいう。

治療法
認知症を疑った場合は早期に専門医に受診し、適切な治療を開始することにより、進行を遅らせたり、トラブルを軽減したりすることも可能である。

対応方法
認知症の特性を理解し、本人の個性を理解した上で、高齢者の尊厳を守り、穏やかで楽しい環境を整える必要がある。

●パーキンソン病（ぱーきんそんびょう）
脳の細胞に異常をきたす原因不明の病気。振

戦（p65）や小刻み歩行、表情が無くなる仮面様顔貌などの症状が出現する。進行すると認知機能障害も出現し、寝たきりとなる。

●老人性うつ（ろうじんせいうつ）

　高齢になると退職や親しい人の死、加齢による身体機能の低下など、孤独や喪失を多く経験する。これらのことから「生きている意味がない」という思いが生じ、うつ病を発症することがある。専門医に早期に受診する。

【症状】
●意識障害（いしきしょうがい）

　周りの状況を認識できない状態から、刺激を与えてもまったく反応のない状態まである。

●麻痺（まひ）

　からだの動きを調整している神経の障害で、その障害を受けた神経が分布している場所の運

動に障害を起こした状態。脳の障害では、片麻痺が、脊椎の障害では四肢麻痺や対麻痺が生じることがある。

　下肢の麻痺では移動などに不自由が生じ、上肢の麻痺では日常の作業に不自由が生じるが、リハビリテーションによって、ある程度のADLの回復が期待できる。

［麻痺の種類］

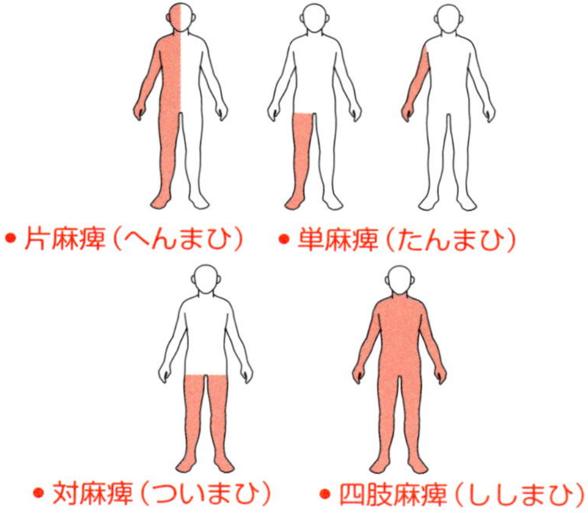

● 片麻痺（へんまひ）　● 単麻痺（たんまひ）

● 対麻痺（ついまひ）　● 四肢麻痺（ししまひ）

第3章　高齢者によくみられる病名、症状

●言語障害（げんごしょうがい）❗

　言語障害にはことばを理解できない失語症と、ことばを音に変えることができない構音障害がある。どちらもコミュニケーション障害。

　成人の場合、脳卒中や事故により脳が損傷を受けることによって生じる「失語症」が多い。

●睡眠障害（すいみんしょうがい）❗

　睡眠の障害。なかなか寝つけない入眠障害、早朝に目が覚めてしまう早朝覚醒（かくせい）などがある。睡眠障害が続くと体力が低下し、全身状態も悪くなるため、生活の工夫が必要になる。

対応方法

①加齢に伴って一度に長時間の睡眠がとれなくなるため、高齢者が若いころのようによく眠れないのは、正常範囲の場合もある。この場合は、昼寝をしてもらう

②入眠障害の場合は、寝具や寝室の温度・湿度など環境を整える。また足浴も自律神経

の緊張を和らげるため入眠しやすくなる

③不眠の原因として、夜間、頻回にトイレに行っている場合がある。このような場合にも昼寝を取り入れて、全身の疲労を回復するようにする

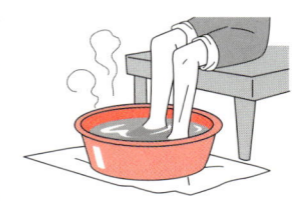

④どうしても睡眠が確保できず生活に支障がある場合は、医師に相談する

●せん妄（せんもう）❗

　幻覚や妄想を伴う意識障害のある状態。高齢者の場合、入院などストレスのかかる状況で見られることがある。

●もうろう状態（もうろうじょうたい）❗

　意識が軽く混濁（こんだく）した状態で、周りに起きてい

る出来事を認識できず、興奮することがある。

●徘徊（はいかい）

認知症の症状で、本人だけがわかる何らかの目的でどこかに行ったり、同じ所を行ったり来たりする行動のこと。

●振戦（しんせん）

自分の意思とは関係なく生じる規則的でリズミカルな動き。

●顔面蒼白（がんめんそうはく）

顔面や口唇、眼瞼結膜などの色が消え、青白く見える状態。ショックを受けたときや、気分の悪いときなど、末梢の血管まで血液がスムーズに流れない状況で見られる。

●顔面紅潮（がんめんこうちょう）

顔面が火照った状態。発熱しているときなど

のほか、入浴時にのぼせたときにも見られる。

頸の病気、症状に関連する用語

【病気】
● 甲状腺機能亢進症（こうじょうせんきのうこうしんしょう）

甲状腺から多量の甲状腺ホルモンが分泌され、動悸、発汗、体重減少、下痢、手指振戦などの症状が出る。

【症状】
● 嚥下障害（えんげしょうがい）

水分や固形物の飲み込みがスムーズに行われなくなった状態。

眼の病気、症状に関連する用語

【病気】
● 白内障（はくないしょう）

白内障の大多数を占める老人性白内障はゆっ

くりと進行する病気で、放置すると視力障害が見られる。手術療法によって視力は回復する。

●緑内障（りょくないしょう）

「あおそこひ」ともいう。眼圧（眼球内の眼内液の圧力）が上昇し、視力障害や視野欠損が生じる。失明することもある。

●網膜症（もうまくしょう）

糖尿病（p103）の合併症として発症するものを糖尿病性網膜症という。網膜症の中で糖尿病性網膜症の割合がもっとも高い。徐々に進行し失明することもある。

●遠視（えんし）

近いところが見にくい。若年性のものもあるが、老眼も遠視の一つである。眼鏡をかけることで矯正できる。

【症状】

●視野狭窄（しやきょうさく）

視野が端から、または不規則に狭くなる状態。部分的に見えない場合を視野欠損と言う。

●複視（ふくし）

1つの物が二重に見える症状。眼球を動かす筋肉の異状によって生じる。

●羞明（しゅうめい）

眼を開けていられないほどにまぶしさを感じる状態。白内障（はくないしょう）などのときに現れる。

鼻・耳の病気、症状に関連する用語

【病気】

●鼻炎（びえん）

鼻粘膜の炎症。かぜや花粉症の症状。鼻づまりや鼻汁がでる。

●蓄膿症（ちくのうしょう）

慢性化した副鼻腔の炎症。鼻づまり、嗅覚障害などが生じる。

●難聴（なんちょう）

耳が聞こえにくくなった状態。加齢に伴って聞こえにくくなることを老人性難聴という。

【症状】
●耳鳴（じめい）

耳なりのこと。さまざまな状況で生じるが、老人性難聴に伴って発症することもある。

口・歯の病気、症状に関連する用語

【病気】
●口内炎（こうないえん）

感染やその他の原因により、口腔内にできた潰瘍。痛みが強く食事摂取を妨げる原因となる。

●歯周病（ししゅうびょう）

歯垢(しこう)の中の細菌が歯肉に炎症を起こす病気。はじめは自覚症状がないが、時間とともに炎症症状が出て、歯肉が歯を支えきれなくなることもある。痛みのため、食欲不振の原因になる。

●齲歯（うし）

虫歯のこと。口腔(こうくう)内の細菌によって発症。痛みが出ると食欲不振の原因となる。口腔ケア（p43）をすることで防ぐことができる。

【MEMO】

胸部の病気、症状

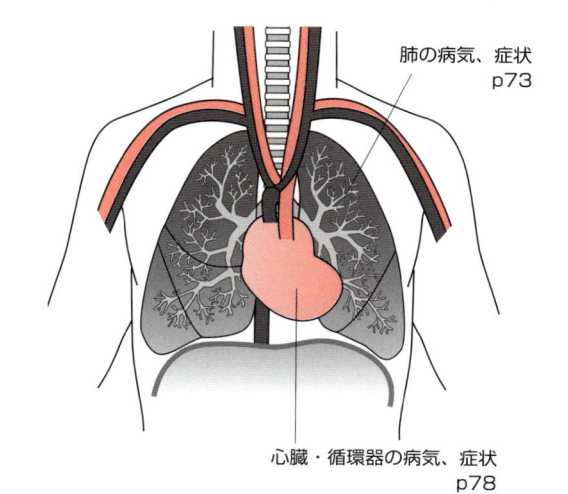

肺の病気、症状
p73

心臓・循環器の病気、症状
p78

第3章 高齢者によくみられる病名、症状

肺の病気、症状に関連する用語

【病気】

●慢性閉塞性肺疾患（まんせいへいそくせいはいしっかん）

COPDともいう。喫煙を主とする有害物質を長期に吸入することで生じる肺の炎症性疾患。咳、痰、息苦しさ、喘鳴などが症状として現れ、風邪などが原因となって急激に悪化する。

治療

①禁煙、感染症予防
②薬物療法・呼吸リハビリテーション
③悪化時には、酸素吸入

対応方法

禁煙など、生活習慣を変える必要があるため、生活のコントロールを支援する。

●気管支炎（きかんしえん）

気管支の炎症。風邪が長引いたときなどに発

症することがある。

●肺炎（はいえん）

　肺の炎症性の病気の総称。高齢者や子どもなどでは、かぜやインフルエンザによって発症することが多く、死に至ることもある。

●誤嚥性肺炎（ごえんせいはいえん）

　誤まって、食べ物が肺に入ってしまうことで起こる肺炎。高齢者の死亡原因として多い。

予防方法

　①食事は座位で、顎（あご）を下げた姿勢でとる
　②誤嚥（ごえん）しにくい食品を用意する
　③飲み込みときにはその行為に集中できるよう、声かけをする
　④唾液腺（だえきせん）マッサージや口腔体操を取り入れて、嚥下の機能訓練をする
　⑤口腔ケアを実施し口腔内を清潔にする

●喘息（ぜんそく）

何らかの原因によって気管が狭くなり、呼吸がスムーズにできなくなる状態。気管への滲出物もあるため、咳が続く。起座呼吸（p77）が特徴的な体位である。

【症状】
●息切れ（いきぎれ）

運動後のように、ハアハアとした呼吸状態のこと。

●喘鳴（ぜんめい）

ゼーゼー、ヒューヒューなどと表現される呼吸音のこと。気道が狭くなったり、痰などがあるため、空気の流れに支障が生じたときに発生する。

●咳嗽（がいそう）

せきのこと。呼吸が苦しそうな咳嗽が見られ

たときには、医療者に連絡する。

● 喀痰（かくたん）❗

　痰のこと。通常白色だが、血が混じっていたり、血の塊（かたまり）のようなものであったり、黄色く臭いがあったりすることもある。「いつもと違う！」と思ったときには医療者に連絡する。

● 喀血（かっけつ）❗

　呼吸器系から咳と一緒に血が出ること。

● 呼吸困難（こきゅうこんなん）❗

　呼吸が楽にできない状態。病気によるものの場合、酸素療法などが行われることもある。

● 異常な呼吸（いじょうなこきゅう）❗
● 努力呼吸（どりょくこきゅう）

　通常の呼吸では必要量の酸素が得られず、息苦しさを感じ、少しでも多くの酸素を得ようと

して胸郭を大きく動かして行う呼吸。
●下顎呼吸（かがくこきゅう）
　呼吸困難のときに見られる呼吸型の一つ。吸気のたびに下顎を下げ、口を開ける呼吸。終末期に起きやすいといわれる呼吸状態。
●起座呼吸（きざこきゅう）
　喘息や心不全などのときに見られる呼吸。臥位よりも座位のほうが呼吸が楽になる。

［喘息患者に適した起座呼吸］

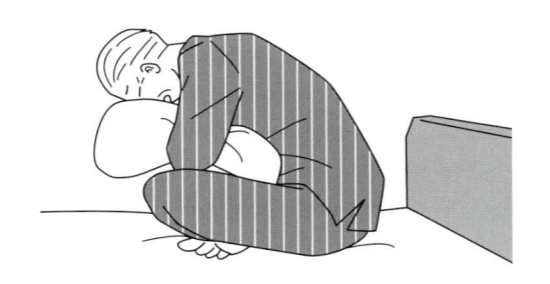

［心不全患者に適した起座呼吸］

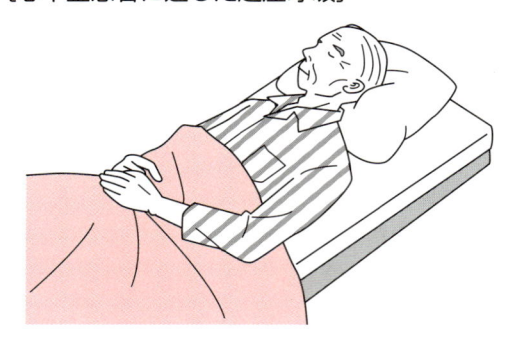

心臓・循環器の病気、症状に関連する用語

【病気】

●心臓病（しんぞうびょう）

　心臓病には心筋梗塞、心不全などさまざまな病気があるが、高血圧や糖尿病（p103）、脂質異常症（p106）などの合併症として発症するものがある。

対応方法

心臓病の場合、運動制限や塩分制限を中心とした食事制限の指示が出ている場合があるため、医師からの指示を確認した生活支援をする。

●高血圧症（こうけつあつしょう）

高血圧症は生活習慣病（p112）の一つ。血圧（p17）が何らかの原因で正常値より高い値を示す状態。

長期に高血圧の状態が続くと、血管に悪影響を及ぼして動脈硬化になり、ときに脳出血や脳梗塞（こうそく）などの脳卒中（p58）や、心筋梗塞などを引き起こす。

早期に発見し、服薬治療を受けることが必要。

●低血圧症（ていけつあつしょう）

収縮期血圧が100mmHg以下の症状。心不全（しんふぜん）、脱水症、出血性ショックなどのほか、自律（じりつ）神経の失調や降圧薬（こうあつ）の副作用によって生じるこ

ともある。ショックのときには意識消失し、早急な対応が必要になるが、それ以外の場合などには、頭痛、全身の倦怠感(p114)のほか、息切れ(p75)、動悸などの自覚症状が出る。

●不整脈(ふせいみゃく)

　心臓は、電気刺激に反応して動いている。この電気刺激のリズムが崩れたときの脈を不整脈という。原因、治療法はさまざまだが、心電図検査を行うことで診断できる。

　心臓が正常に拍動しなくなった場合に、ペースメーカーという器械を胸に埋め込む処置が行われることもある。

【症状】
●結滞(けったい)

　脈のリズムが飛ぶことをいう。健康な場合も生じるが、心臓の病気によって生じる場合は、生命を脅かすこともある。

●動悸（どうき）

　心臓がドキドキする感覚。この自覚症状があっても、すぐ心臓病とはいえないが、なかには治療を必要とする病気が原因となる場合もあるので、医師による受診を勧める。心臓病や自律神経失調症、カフェインやアルコールの摂取、薬の副作用で起こることがある。

●心悸亢進（しんきこうしん）

　→動悸と同意

●チアノーゼ

　心臓、呼吸に異常があり、からだの隅々にまで十分な酸素が運ばれないときに生じる。爪、口唇、眼瞼の赤味が消失した状態。

腹部の病気、症状

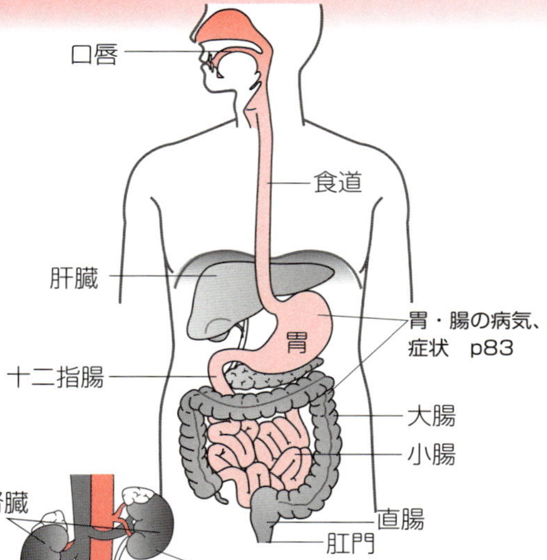

- 口唇
- 食道
- 肝臓
- 胃・腸の病気、症状 p83
- 胃
- 十二指腸
- 大腸
- 小腸
- 直腸
- 肛門
- 腎臓 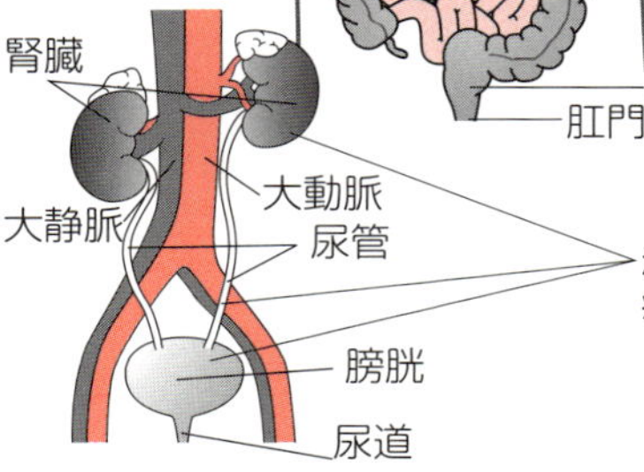
- 大静脈
- 大動脈
- 尿管
- 泌尿器の病気、症状 p88
- 膀胱
- 尿道

第3章　高齢者によくみられる病名、症状

胃・腸の病気、症状に関連する用語

【病気】

●下痢（げり）

便の水分量が多くなった状態。排便回数が多くなり、腹痛を伴うこともある。感染やストレスが原因となる。症状が出た場合は、次のような対応が必要である。

　①心身の安静保持　　　　②脱水の防止
　③肛門周囲の清潔の保持

●便秘（べんぴ）

高齢者では消化器の機能が低下し、蠕動運動（ぜんどう）（p53）も弱くなり、食べている食物の量も減っているため便秘になりやすい。便秘の予防として、以下の項目がある。

　①適度な運動とともに食事を1日3回とるなど、規則正しい生活をする。
　②1日1,500mL以上の水分を摂取する。

③便意を感じたら、我慢しない。
④毎日決まったタイミングでトイレに行くよう習慣づける。

●胃潰瘍（いかいよう）

胃にできる潰瘍。みぞおちの痛みがあり、進行すると胃に穴が開くこともある。ヘリコバクター・ピロリ菌に感染していることで発症率が高まる。ストレスや喫煙、刺激のある食品が悪影響を与える。

●痔（じ）

痔核、切れ痔、痔ろうなどの種類があり、排便時に強い痛みが生じる。便が硬くならないように、食物繊維の多い食品を選び、水分を多めに摂取するようにする。

●食中毒（しょくちゅうどく）

ノロウイルスなどによる感染症のほか、毒キ

ノコなどを食べた場合にも発症する。原因となる細菌やウイルス、毒素などにはさまざまなものがあり、食品の選別、調理や保存方法などを適切に行うことで防ぐことができる。買った食材は適切な方法で保存し、調理の前は必ず手洗い（p47）をする。

【症状】

●腹部膨満感（ふくぶぼうまんかん）❗

お腹が張ったと感じる自覚症状。ガスや腹水などが多量にあるときに感じる。

●鼓腸（こちょう）❗

お腹にガスが異常に発生している状態。

●悪心（おしん）💥

嘔吐しそうな胃部不快感。からだを締め付けているものを外し、楽な姿勢で休ませる。

●嘔吐（おうと）⚠

胃の内容物が口から出ること。「吐く」こと。嘔吐直後は飲水してもまた嘔吐してしまうことがあるため、口の中をすっきりさせるためには氷を含ませるとよい。

●黄疸（おうだん）⚠

肝臓（かんぞう）の機能が悪化することで生じる症状。皮膚や目などが黄色や茶褐色（ちゃかっしょく）のような色になり、痒（かゆ）みが生じる。皮膚や白目の色が黄色いと思ったときには、早急に医療職に連絡する。

●吐血（とけつ）⚠

消化器からの出血を吐くこと。胃の中などで出血が起こると、黒っぽく臭いの強い吐物（とぶつ）を嘔（おう）吐する。

●下血（げけつ）⚠

消化管に出血した血が便で排泄されること。

便として排泄されたものを血便(p87)という。

●便失禁(べんしっきん) ❗

　自分の意思に反して便が出てしまうこと。脊髄損傷や直腸・肛門の病気、重度の下痢、腸炎、重度の認知症などのときに見られる。

●水様便(すいようべん) ⚠

　ほとんど水分の便。感染性の腸疾患などのときに見られ、脱水の原因にもなる。

●血便(けつべん) ⚠

　血液の混じった便。血液部分が固まって黒くなった便を黒色便、固まらず、べったりとした臭いの強い便をタール便という。また、痔などの出血の場合は、便の周りにすじ状に血液がつくこともある。

泌尿器の病気、症状に関連する用語

【病気】

●腎疾患（じんしっかん）

　腎臓の病気の総称。さまざまな種類のものがあるが、水分や塩分などの食事上の制限がある場合が多い。腎疾患は、進行すると腎不全（じんふぜん）という状態になり、尿を作ることができなくなる。この状態になると、透析（とうせき）（腎臓の代わりとなる機器を用いて血液中の老廃物などをとり除く治療法）が行われる。

●膀胱炎（ぼうこうえん）

　膀胱の炎症。感染によるものが多く、女性に多くみられる。排尿時痛（p89）、残尿感（p89）などの自覚症状が出現する。

●尿路結石（にょうろけっせき）

　腎臓でできた石が、腎臓から尿道口までの尿

路のどこかにある状態。排尿に伴い移動することもあり、移動性の強い痛みを訴える。

●前立腺肥大（ぜんりつせんひだい）

　前立腺は精液の一部をつくる器官で、尿路を包むように存在している。加齢に伴いこの前立腺が肥大することで尿路が押しつぶされ、膀胱に尿があるにもかかわらず排尿できない状態になる。

【症状】
●排尿時痛（はいにょうじつう）

　排尿の最終段階に、下腹部に生じる痛み。膀胱炎などの尿路感染症の症状。

●残尿感（ざんにょうかん）

　排尿が終了したにもかかわらず尿が残っているように感じる症状。膀胱炎などの尿路感染症の症状。

●頻尿（ひんにょう）

頻回に尿意が生じる状態。1回排尿量は、多い場合も少ない場合もある。

●尿閉（にょうへい）

膀胱に尿があるにもかかわらず尿が出ない状態。前立腺肥大（p89）の時などにみられる症状。

●尿失禁（にょうしっきん）

意思に反して尿が出てしまうこと。失禁は陰部の皮膚疾患や感染症を引き起こすことがある。また、利用者は自尊心が傷ついているため、対応には細心の配慮が必要である。

●混濁尿（こんだくにょう）

尿路感染などのときに見られる尿で、浮遊物があったり、全体的に濁った尿。感染症や泌尿器系疾患の可能性が高いため、混濁尿が排泄されたときは、医療職に報告する。

●血尿（けつにょう）

　血液が混ざった尿のこと。混ざった血液の量によって、通常の尿の色と変わらないもの（顕微鏡的血尿）、濃い尿のような色の尿（褐色尿）、サラサラの血液のような色の尿まで、さまざまな段階のものがある。尿の色が違うと感じたときには、早急に医療職に連絡する。

●浮腫（ふしゅ）

　むくみのこと。むくみがあるとその部分は感覚が鈍く、傷つきやすく、傷ついた場合は治りにくいという特徴がある。身体を観察する機会ごとに、必ず皮膚の異常がないかを観察する。異常があった場合は早急に医療職に連絡する。

骨・皮膚の病気、症状

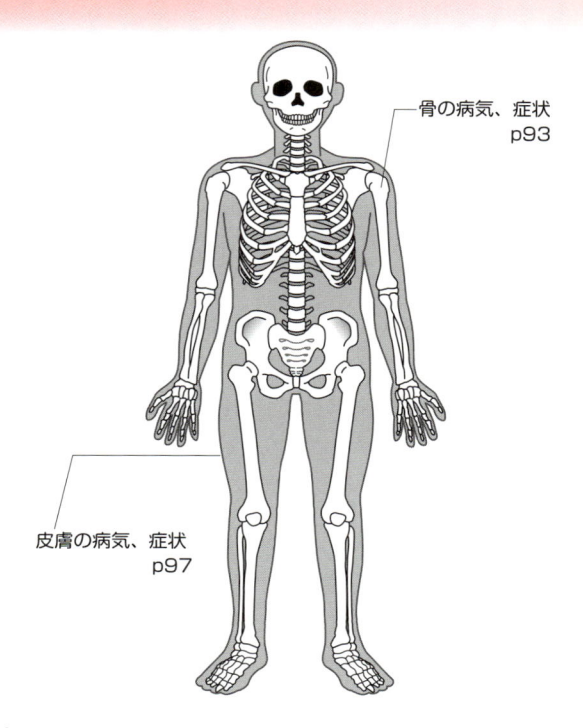

骨の病気、症状
p93

皮膚の病気、症状
p97

第3章　高齢者によくみられる病名、症状

骨の病気、症状に関連する用語

【病気】

●骨粗鬆症（こつそしょうしょう）

　骨密度が低下し、骨の中に空洞ができ、もろく骨折しやすい状態になる。加齢や閉経、カルシウムの摂取不足などによって発症する。女性の発症率が高く男性の約3倍。

症状

　骨の変形がみられることがある。大腿骨頸部（だいたいこつけいぶ）、手関節、肩関節を骨折することが多い。大腿骨頸部の骨折は寝たきりの原因になりやすい。

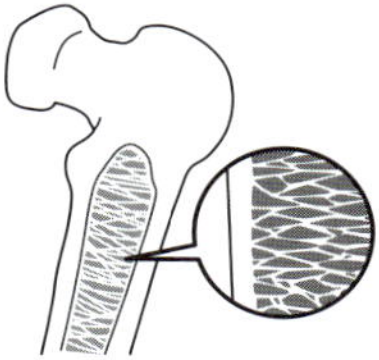

予防方法

　①カルシウムを多く含む食品の摂取

　②軽度の運動

　③日光に当たる

●関節炎（かんせつえん）

関節の炎症。腫れ、熱感、痛みが生じ、歩行困難の原因にもなる。

●関節リウマチ（かんせつりうまち）

次々と全身の関節に炎症が生じ、炎症が治っても関節が変形し、徐々に日常生活が困難になる病気。朝、手のこわばりを自覚することで気がつくことが多い。

治療法

免疫異常を抑えるための薬のほか、消炎鎮痛薬やステロイド薬など、多くの薬が処方され、ときに手術が行われることもある。

変形した関節

対応方法

炎症が落ち着き、痛みの治まった時期を見つけて関節を可能な範囲内で動かすことで、

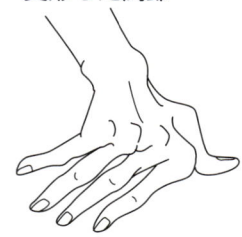

筋力の強化と、拘縮予防になる。

痛みの強いときは、布団の重さでも痛みが出る。

●骨折（こっせつ）

骨が折れること。高齢者の場合、転倒によって大腿骨頸部骨折や橈骨の骨折が多くみられる。また、骨粗鬆症がある場合、通常の生活を送るなかで、脊柱管が圧迫骨折を起こすこともある。

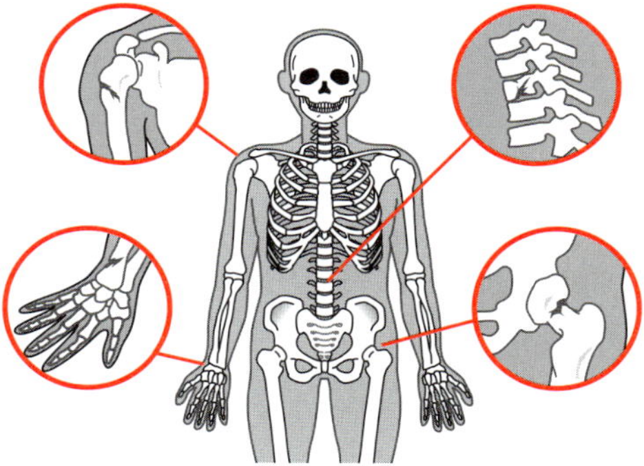

【症状】

●拘縮（こうしゅく）

関節が固まった状態。生活不活発病（廃用症候群）（p112）などによって生じる。運動制限の大きな原因となる。医療職が行う他動運動で徐々に回復することもあるが、予防が大切。

●尖足（せんそく）

バレリーナがつま先を伸ばしているような状態で拘縮したものを尖足という。

膝と腰

手指

足関節（尖足）

手関節

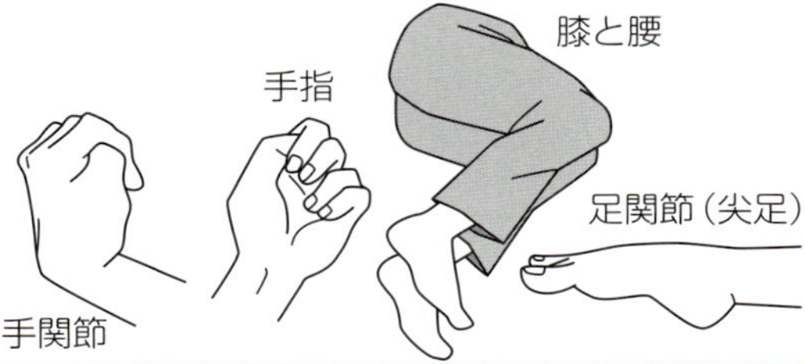

●間欠性跛行（かんけつせいはこう）

歩行中に足の痛みや筋肉のけいれんなどで歩行ができなくなるが、しばらく休むとまた歩行できるようになる症状のこと。

皮膚の病気、症状に関連する用語

【病気】

●褥瘡（じょくそう）⚠

　床ずれのこと。衣類や寝具などの圧迫が長時間続き、その部位の循環が滞ったことによって生じる。頻回の体位変換やエアマットを使用することである程度予防できる。患部が感染し、感染が全身におよぶこともある。

　褥瘡は、以下のように進行するため、皮膚の異常を発見した場合は、なるべく早く医療者に連絡する。
　①Ⅰ度：皮膚表面の発赤・ごく浅い糜爛（びらん）
　②Ⅱ度：真皮までの皮膚潰瘍（かいよう）・水疱（すいほう）

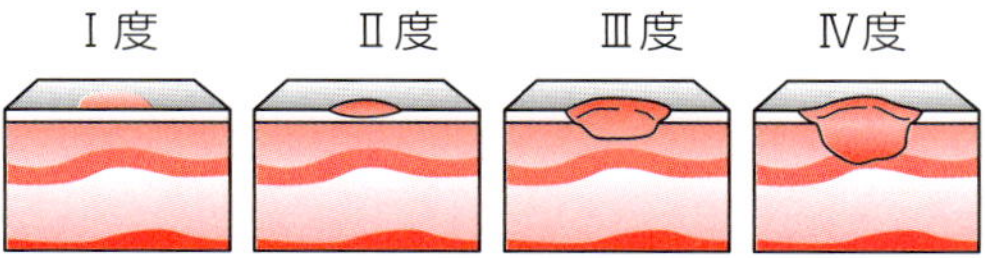

| Ⅰ度 | Ⅱ度 | Ⅲ度 | Ⅳ度 |

③Ⅲ度：皮下脂肪組織までの皮膚潰瘍
④Ⅳ度：筋肉・骨に達する潰瘍

予防方法
①長時間（2時間以上）同じ体位をとらない
②寝具のしわなど当たるものがない環境整備
③清潔で乾燥した皮膚状態にケアする
④適正な栄養状態

[褥瘡(じょくそう)の好発部位]

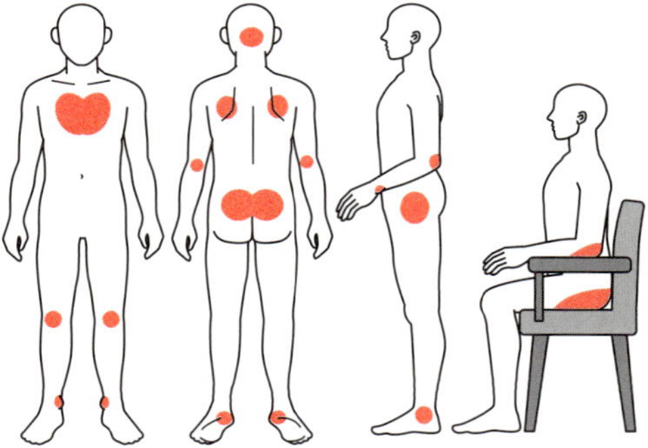

●白癬（はくせん）

　白癬菌の感染症。足にできたものが水虫。足のほかには、爪の周りや陰部などにも感染する。

●皮膚掻痒症（ひふそうようしょう）

　加齢に伴って皮膚が乾燥し、痒みが出たもの。寒冷、乾燥、石けんなどの使用などで悪化する。

対応方法

　乾燥した皮膚は傷つきやすくなっているため、保湿剤などを使用し、皮膚の保護に努める。

【症状】

●湿疹（しっしん）

　皮膚の表面にできる発疹のこと。強い痒みがあり、睡眠の障害にもなる。

●水泡（すいほう）

　水ぶくれのこと。火傷やただれのよって生じることがある。

全身の病気、症状

血液の病気に関連する用語

●貧血（ひんけつ）

血液中の何らかの成分が少なくなった状態。鉄分の摂取が少なく、赤血球内の鉄分が不足したものを鉄欠乏性貧血という。

●敗血症（はいけつしょう）

褥瘡（p97）などの外傷から細菌が血液中に入り込んだ状態。治療が難しく、死に至ることもある。

感染症に関連する用語

●かぜ

呼吸器が細菌やウイルスに感染した病気。抵抗力が高い場合は鼻水、くしゃみ、鼻づまり、喉の痛みなどの症状のみで回復するが、高齢者

や乳幼児など抵抗力が弱い場合は、肺炎を発症することもある。

●インフルエンザ

インフルエンザウイルスによる感染症。積極的な治療法はないため、ワクチン接種による予防が大切。高齢者など抵抗力の低下した人では、重症化することも多く、死に至ることもある。

●肺結核（はいけっかく）

結核菌による感染症。全身に感染するが、肺に感染することが多く、それを肺結核という。

以前は若い人が多く感染するといわれていたが、最近では高齢者でも多く見られる。高齢者の肺結核の多くは、若いときに感染していた結核菌が体力の低下などに伴って再度活動を開始したことで発症する。

感染経路

結核患者の咳によって飛散した結核菌を吸い

込むことで感染する。

治療方法

多種類の薬を服薬する多剤併用療法が行われる。飲み忘れると、薬の効果が得られなくなることがあるため、飲み忘れには注意しなければならない。

予防方法

①規則正しい生活をする
②結核患者に接するときはN95型などの指定のマスクを使用する
③定期的にツベルクリン検査を受け、必要時BCGを摂取する
④咳がなかなか治らないときは、早急に医師の診断を受ける

●帯状疱疹（たいじょうほうしん）

以前、水痘（水ぼうそう）に罹患した人が発症する。体内にいた水痘・帯状ヘルペスウイルスが、免疫力が低下したときに活動を開始し、

発症する。
症状
　水痘・帯状ヘルペスは神経に潜伏しており、免疫力の低下や過労などにより活動を開始すると、痛みが出現する。
感染予防
　帯状疱疹は、他者に感染することはない。

代謝異常による病気に関連する用語

●糖尿病（とうにょうびょう）

　体内に取り込まれ消化によって作られるブドウ糖は、体を動かすエネルギーとなる。糖尿病ではエネルギーを必要としている細胞にエネルギーが取り込まれず、血液中にあふれ出す状態となる。主な原因は、インスリンというホルモンの不足または作用不足による。

糖尿病の合併症
　糖尿病には糖尿病性網膜症（とうにょうびょうせいもうまくしょう）、糖尿病性腎症（とうにょうびょうせいじんしょう）、糖尿病性神経障害（とうにょうびょうせいしんけいしょうがい）の三大合併症がある。

治療方法

　早期は、食事療法と運動療法が行われ、これらの療法で血糖値のコントロールができないときに、食事療法と運動療法に合わせて薬物療法が開始される。薬物療法には内服薬とインスリン注射がある。

　糖尿病は完治することはない病気で、血糖のコントロールのために薬やインスリン注射を使用することもあるが、基本は食事と運動による血糖のコントロールである。

対応方法

　糖尿病の食事ではカロリー制限があり、カロリー量は病状によって異なる。医師の指示に従い食事指導を受け、指導どおりの食生活を送るとともに、運動療法を取り入れた生活にすることが必要である。

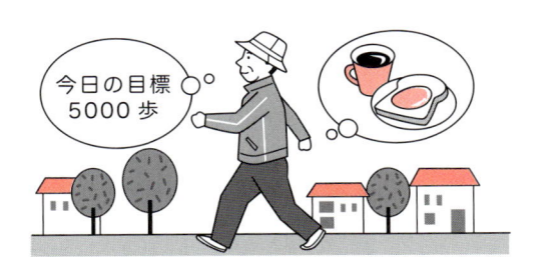

●痛風（つうふう）

　尿酸がからだの中にたまり、それが結晶となって関節炎を伴う激しい痛みを起こす病気。痛風が起こる前に血液の尿酸値が高い状態が長く続く。これを高尿酸血症という。この状態を放置すると、ある日突然足の親指のつけ根などの関節が腫れ、激しい痛みが起こることになる。

症状

　関節が繰り返し炎症を起こし、痛風発作といわれる激しい痛みが生じる。また腎結石や心臓病、腎臓病発症の可能性も高くなる。

治療方法

痛みを抑える薬のほか、尿酸値を下げる薬もあるが、以下の対応が重要である。

対応方法

①バランスのとれた食事の摂取
②アルコール摂取を控える
③水分を補給する
④軽い運動をする

●脂質異常症（ししついじょうしょう）

体内の中性脂肪やLDLコレステロール（悪玉コレステロール）などの脂質が異常に多い状態、またはHDLコレステロール（善玉コレステロール）が少ない状態。動脈硬化を引き起こし、心筋梗塞や脳血管障害の原因となることもある。

治療方法

以下の対応も含め生活習慣の改善が必要。それでも改善が認められないときに、薬が使用される。

対応方法

血液中のLDLコレステロールとHDLコレステロールのトータル量を適正なものにする。

①食事のエネルギー摂取量を適正にする
②総コレステロールが著しく高値の場合は運動も併用する
③動物性脂肪を控え、その分は植物油(リノール酸、オレイン酸)や新鮮な魚の油(EPA、DHA)で補う
④食物繊維を十分に摂取する

［LDLコレステロールを多く含む食品］

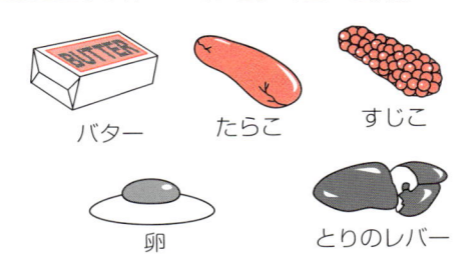

バター 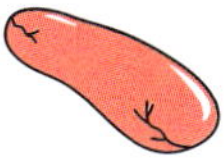　たらこ 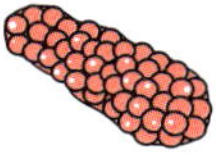　すじこ

卵　とりのレバー

●肥満（ひまん）

　肥満とは一般的には太っていることを指すが、医学的な「肥満」は、脂肪が一定以上多くなった状態をいい、体重が重くても筋肉が多く脂肪が少ない場合は当てはまらない。肥満の状態が続くことで生活習慣病（p112）を発症する可能性が高まる。BMIは肥満指数であり、以下の計算式で計算できる。

$$BMI = 体重kg \div (身長m)^2$$

　男女ともBMIが22（BMI標準値）のときに高血圧、脂質異常症、肝障害などの有病率が最も低くなるということがわかってきた。BMIが22となる理想の体重を標準体重といい、計算式は以下のとおりである。

$$標準体重 = 22（BMI標準値） \times (身長m)^2$$

●メタボリックシンドローム

　体内に内臓脂肪がたまると、生活習慣病を引

き起こすリスクが高まることがわかってきた。このため、内臓脂肪がたまり、生活習慣病を引き起こす可能性の高い状態をメタボリックシンドロームといい、下記のように定義している。

> ①腹囲が次の数値以上
> 　男性で85cm以上、女性で90cm以上
> 　　　　　＋
> ②脂質異常症、高血糖、高血圧のうち、2つ以上に該当した場合に診断される

原因と経過

　個人差はあるものの、多くの場合日ごろの生活習慣によって発症すると考えられ、多くは食べ過ぎと運動不足が原因であり、進行すると、生活習慣病を発症する。

予防方法

　日ごろの生活習慣の改善によって数値の改善がみられるため、早めに生活習慣を見直す。

●低栄養（ていえいよう）

　加齢に伴って日常的に運動量が減り、唾液の

分泌量が減少したり、消化器の働きも悪くなる。それにより徐々に食べる量が減り、食べた物の消化吸収力も低下する。このような状態が継続することによって、栄養状態が悪くなった状態。低栄養状態では、感染症などへの抵抗力が弱くなり、褥瘡などさまざまな障害が発生しやすくなる。痩せてきたなどの異常を早期に発見し、適切な対応が必要になる。

予防方法

　血液検査などで異常がなかったり、痩せ気味で食の細い人の場合は、肉や卵などからたんぱく質や脂質を積極的に摂取するようにする。

アレルギーの病気に関連する用語

●食物アレルギー（しょくもつあれるぎー）

　人体には、細菌やウイルスなど体内に入ってきた異物を排除する働きがある。アレルギーとは、本来は異物として認識すべきではないものを異物と判断して排除しようとするために生じ

る反応で、物を食べて起こるアレルギーが食物アレルギーである。人によってアレルギーを起こす食品はさまざまで、ショックを起こし死亡することもある。アレルギーの原因食品を把握し、献立を考えるときには食材への注意が必要である。

［食物アレルギーを起こしやすい食品］

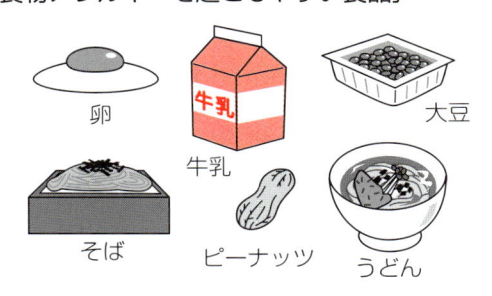

卵　牛乳　大豆　そば　ピーナッツ　うどん

● 花粉症（かふんしょう）

　スギ、ヒノキ、イネ、ヨモギなどの花粉へのアレルギー。鼻、目などへの症状が出る。

●接触性皮膚炎（せっしょくせいひふえん）

化粧品や洗剤、金属などへのアレルギーである。触った部位の皮膚に水疱ができる。

その他の病気に関連する用語

●生活習慣病（せいかつしゅうかんびょう）

食習慣や飲酒、喫煙、運動不足などの生活習慣が原因となって発病する病気の総称。

●生活不活発病（せいかつふかっぱつびょう）

身体を動かさない状態が続くことで生じる心身の機能が低下する病気。骨粗鬆症（こつそしょうしょう）や筋力低下など運動器系の異常、浮腫（ふしゅ）や起立性低血圧などの循環器系の病気、うつ状態や認知症などの精神疾患など、さまざまな症状が出現する可能性があり、寝たきりの原因になりやすい。多くは高齢者で見られる。

予防方法

起床したら寝具から離れ、規則正しい生活を

し、適度な運動をすることで予防できる。

●廃用症候群（はいようしょうこうぐん）

→生活不活発病と同意。過剰な介護による、廃用も問題になっている。

●熱中症（ねっちゅうしょう）

高温多湿の環境にいることで発症する。この環境で脱水状態になると、脳で体温のコントロールができなくなり、体温が急上昇する。40℃以上の高体温が持続すると脳に障害を受け、死亡することもある。

症状

体温の上昇のほかに、めまい、吐き気、頭痛、失神などの症状が出現する。汗は多量に出ることもあるがまったく出ない場合もある。

●脱水（だっすい）

下痢や大量の汗、水分量の摂取不足などに

よって、体内の水分量が減ってしまった状態。早急に水分補給をしないと、腎臓（じんぞう）などの障害を引き起こす。経口補水液（けいこうほすいえき）（p39）で改善する。

全身の症状に関連する用語

●倦怠感（けんたいかん）

だるさのこと。やる気が起きない程度から、起き上がれないまで、幅広い状態の総称。

●悪寒（おかん）

全身がぞくぞくする寒気のこと。

●戦慄（せんりつ）

震えのこと。

●疼痛（とうつう）

痛み。
- **圧痛（あっつう）**：押すことで生じる痛み
- **疝痛（せんつう）**：非常に強い刺すような腹部の痛み

- **鈍痛(どんつう)**：重くズーンとして痛み
- **拍動痛(はくどうつう)**：ズキンズキンとした、脈打つような痛み

●感覚障害（かんかくしょうがい）

　温度、痛みなどの感覚の障害。感覚が鈍くなったり、しびれや痛みを感じたりする。感覚が鈍くなると気がつかない間にけがをしている場合などがある。

在宅や施設で行われる特殊な治療

●人工呼吸（じんこうこきゅう）

呼吸筋が動かず自分で呼吸ができないときに、器械を使用して呼吸するもの。気管切開を行う方法と、非侵襲性のマスクなどがある。

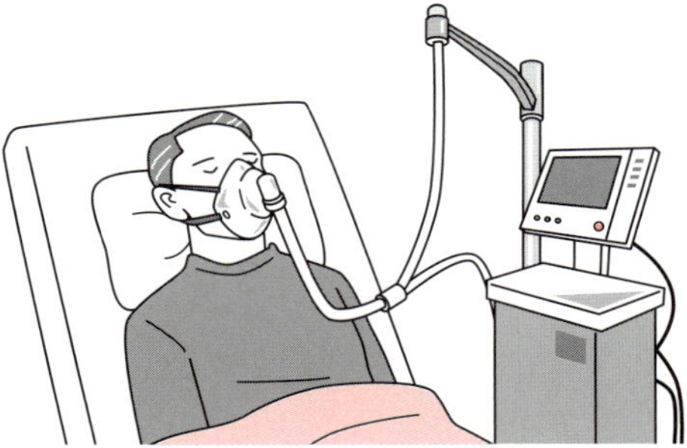

● 酸素療法（さんそりょうほう）

　空気に酸素を混ぜて、酸素量の多い気体を吸う治療法。自然の呼吸では十分な酸素量を吸えなくなったときに使用する。
注意として、以下のものがある。
①酸素量が多いため、火気には近づけない
②酸素供給装置は、日当たりのよい場所には置かない
③使用に際しては、換気を行う

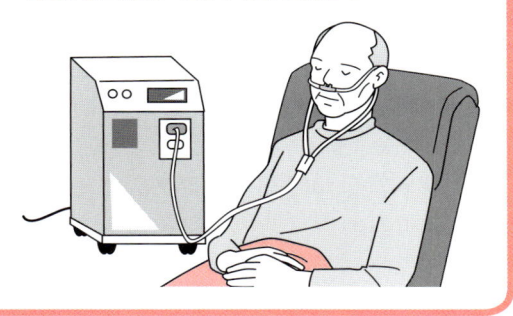

薬の飲みかた

- **食前薬**(しょくぜんやく)：食事の前に飲む薬。
- **食直前薬**(しょくちょくぜんやく)：食事の直前に飲む薬。
- **食直後薬**(しょくちょくごやく)：食事のすぐ後に飲む薬。
- **食後薬**(しょくごやく)：食事の後、約30分たってから飲む薬。
- **食間薬**(しょくかんやく)：食事と食事の間に飲む薬。
- **頓服薬**(とんぷくやく)：必要なときに飲む薬。症状が現れたときにその症状を抑えるために飲むなど。
- **就寝前薬**(しゅうしんまえやく)：寝る前に飲む薬。

索　引

欧文

ADL	20
COPD	
→慢性閉塞性肺疾患	73
IADL	20

あ行

圧痛	114
胃潰瘍	84
息切れ	75
意識障害	61
異常な呼吸	76
胃ろう	40
インフルエンザ	101
齲歯	70
エネルギー（源）	33
嚥下	37
嚥下訓練食品	38
嚥下障害	66
嚥下調整食	38
遠視	67
黄疸	86
嘔吐	86
大きな筋肉	25
悪寒	114
悪心	85

か行

咳嗽	75
下顎呼吸	77
喀痰	76
拡張期血圧	18
かぜ	100
肩関節	29
喀血	76
花粉症	111
感覚障害	115
間欠性跛行	96
関節	29
関節炎	94
関節可動域	31
関節リウマチ	94
顔面紅潮	65
顔面蒼白	65
気管支炎	73
起座呼吸	77
義歯	46
吸収	38

語句	ページ
空腹	34
くも膜下出血	59
経管栄養	40
経口補水液	39
経鼻経管栄養	40
下血	86
血圧	17
血圧計	18
血圧値	17
血圧の測定法	18
結滞	80
血尿	91
血便	87
下痢	83
言語障害	63
言語療法	26
倦怠感	114
口渇	37
口腔	42
口腔ケア	43
口腔体操	44
口腔内乾燥	44
高血圧症	79
口臭	45
拘縮	96
甲状腺機能亢進症	66
口内炎	69
誤嚥性肺炎	74
股関節	30
呼吸	13
呼吸音	13
呼吸困難	76
呼吸数	13
呼吸数の正常値	13
呼吸数の測定法	13
鼓腸	85
骨折	95
骨粗鬆症	93
コレステロール	32
混濁尿	90

さ行

語句	ページ
作業療法	26
差し込み便器	53
酸素療法	117
三大栄養素	32
残尿感	89
痔	84
歯垢	44
支持基底面	23
脂質異常症	106
歯周病	70
歯石	45
膝関節	30

湿疹	99	水泡	99
耳鳴	69	睡眠障害	63
視野狭窄	68	水様便	87
収縮期血圧	17	ストーマ	55
重心	24	ストーマ装具	56
就寝前薬	118	生活習慣病	112
周辺症状	60	生活不活発病	112
羞明	68	正常脈拍数	15
手根関節	30	石けんを使用し、流水で	
循環	14	流す手洗い	49
消化	38	接触性皮膚炎	112
消化時間と便の種類	52	舌苔	45
食間薬	118	尖足	96
食後薬	118	喘息	75
食前薬	118	疝痛	114
褥瘡	97	蠕動運動	53
食中毒	84	喘鳴	75
食直後薬	118	せん妄	64
食直前薬	118	戦慄	114
食物アレルギー	110	前立腺肥大	89
食物残渣	43	速乾性擦式手指消毒法	48
徐脈	15	足関節	31
心悸亢進	81	速呼吸	13
人工呼吸	116	咀嚼	36
腎疾患	88		
振戦	65	**た行**	
心臓病	78	体位	22

項目	頁
体温	10
体温計	12
体温の測定法	12
帯状疱疹	102
唾液	34
唾液腺	35
唾液腺マッサージ	35
脱水	113
チアノーゼ	81
蓄膿症	69
遅呼吸	13
中核症状	59
肘関節	29
中心静脈栄養	41
中枢神経	26
中性脂肪	33
腸ろう	40
痛風	105
手洗い方法	47
低栄養	109
低血圧症	79
てこの原理	24
動悸	81
疼痛	114
導尿	53
糖尿病	103
吐血	86
努力呼吸	76
とろみ剤	38
鈍痛	115
頓服薬	118

な行

項目	頁
難聴	69
尿	50
尿器	53
尿失禁	90
尿閉	90
尿路結石	88
認知症	59
熱中症	113
脳梗塞	59
濃縮尿	51
脳出血	59
脳卒中	58

は行

項目	頁
パーキンソン病	60
肺炎	74
徘徊	65
肺結核	101
敗血症	100
バイタルサイン	10
排尿	50

排尿時痛	89	膀胱ろう	55
排便	51	ポータブルトイレ	53
廃用症候群		ボディメカニクス	23
→生活不活発病	113		
パウチ	56	**ま行**	
白癬	99	末梢神経	27
拍動痛	115	麻痺	61
白内障	66	慢性閉塞性肺疾患	73
発汗	46	満腹	34
発熱	11	脈拍	15
鼻炎	68	脈拍数	15
日内変動	11	脈拍数が測定できない	
皮膚	46	とき	16
皮膚掻痒症	99	脈拍の測定法	15
肥満	108	メタボリックシンドローム	
貧血	100		108
頻尿	90	面板	56
頻脈	15	網膜症	67
複視	68	もうろう状態	64
腹部膨満感	85		
浮腫	91	**ら行**	
不整脈	80	理学療法	25
平熱	10	リハビリテーション	25
便	51	良肢位	23
便失禁	87	緑内障	67
便秘	83	老人性うつ	61
膀胱炎	88		

◆参考文献

- 株式会社ヘルスケア総合政策研究所『介護職員のための　重要用語集』日本医療企画、2012年
- 中西睦子・大石　実編『看護・医学辞典　第6版』医学書院、2002年
- 山元由美子監修『ナースの看護用語・略語　BOOK』西東社、2013年
- 和田　攻・南　裕子・小峰光弘編『看護大辞典』医学書院、2003年

【MEMO】

【MEMO】

【監修者略歴】

佐野　けさ美(さの　けさみ)
スギメディカル株式会社訪問看護・居宅支援運営部部長・品質保証室室長。
東京慈恵会医科大学附属病院、医療法人社団恵佑会みやのぎ訪問看護ステーション所長、スギメディカル株式会社看護事業開発担当部長、12年より現職。千葉市介護支援専門員協議会副会長、千葉県訪問看護ステーション連絡協議会会長、日本在宅看護学会副理事長などを歴任。国際医療福祉大学大学院保健医療学専攻、看護学修士。

- 編集協力／有限会社エイド出版
- 表紙デザイン／能登谷　勇
- 表紙イラスト／どい　まき
- 本文イラスト／佐藤加奈子

介護のしごとが楽しくなるこころシリーズ 11
知っておきたい　医療のことば

2014 年 6 月 16 日　初版第 1 刷発行

監 修 者	佐野けさ美
企画・制作	株式会社ヘルスケア総合政策研究所 ©
発 行 者	林　諄
発 行 所	株式会社日本医療企画
	〒101-0033
	東京都千代田区神田岩本町 4-14 神田平成ビル
	TEL.03-3256-2861（代）
	http://www.jmp.co.jp/
印 刷 所	大日本印刷株式会社

ISBN978-4-86439-255-6 C3036　　　　Printed in Japan, 2014
（定価は表紙に表示してあります）